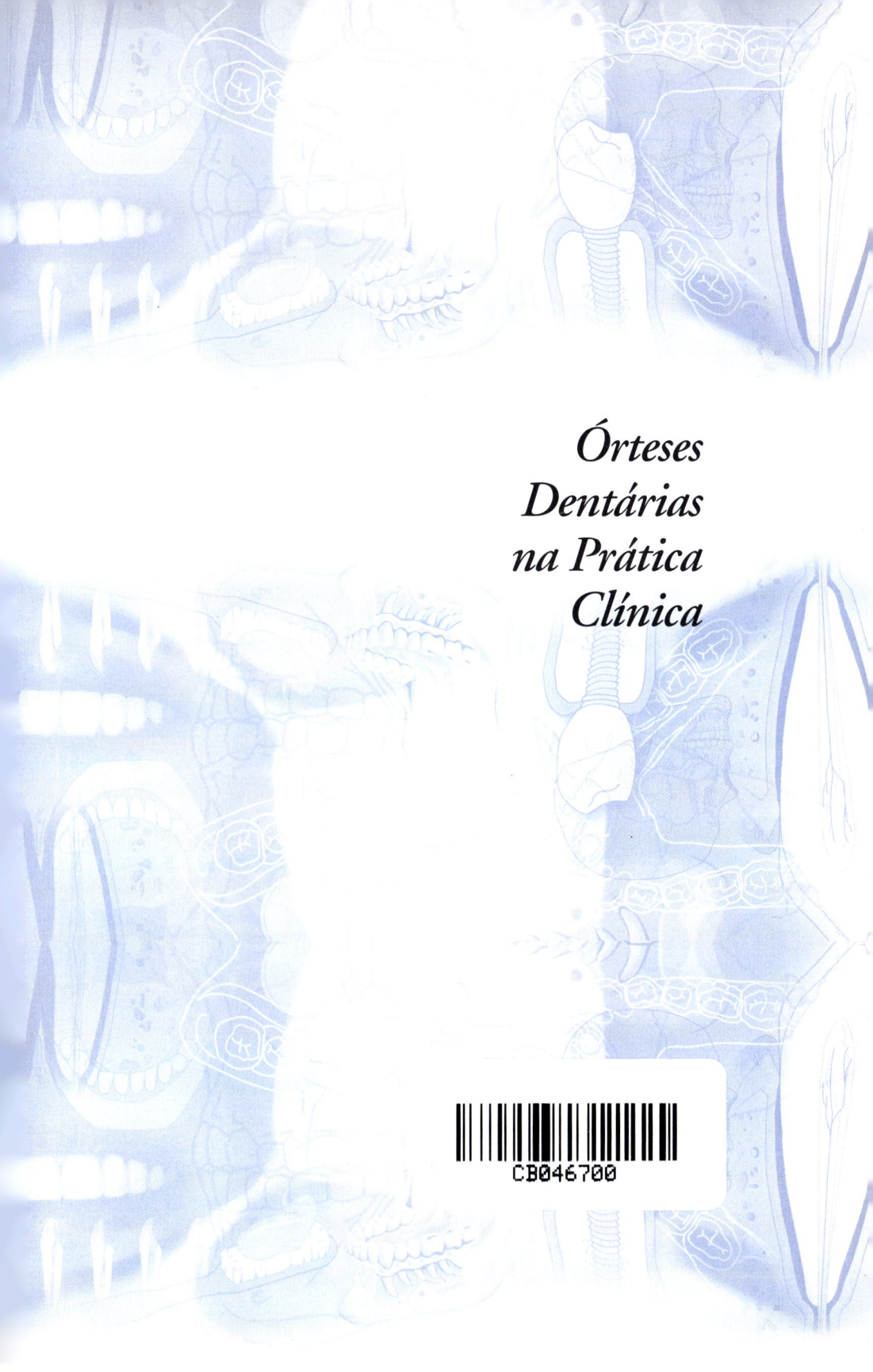

*Órteses
Dentárias
na Prática
Clínica*

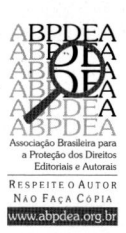

U57o   Unger, François
               Órteses dentárias na prática clínica : placas oclusais e outros dispositivos interoclusais / François Unger; tradução Sandra Dias Loguércio. – Porto Alegre : Artmed, 2006.
               148 p. : il. ; 23 cm.

             ISBN 85-363-0657-2

             1. Odontologia geral. 2. Odontologia – Órteses dentárias. I. Título.

                  CDU 616.314

Catalogação na publicação: Júlia Angst Coelho – CRB Provisório 05/05

François UNGER
Maître de Conférences, Praticien hospitalier
Faculté de Chirurgie dentaire et CHU de Nantes

Órteses Dentárias na Prática Clínica

Placas oclusais e outros dispositivos interoclusais

Tradução:
SANDRA DIAS LOGUÉRCIO

Consultoria, supervisão e revisão técnica desta edição:
EDUARDO GROSSMANN
Professor Doutor da Universidade Federal do Rio Grande do Sul.
Professor do Curso de Pós-Graduação em Dor da Faculdade de Medicina da UFRGS.
Professor convidado do Curso de Pós-Graduação em DTM, Universidade de Salta, Argentina.
Coordenador da Disciplina de Disfunção Craniomandibular e Dor Orofacial do Curso de Pós-Graduação em Implantodontia, ABO-RS.
Diretor do Centro de Dor e Deformidade Orofacial CENDDOR, Porto Alegre, RS.

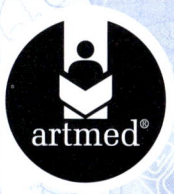

2006

Obra originalmente publicada sob o título *Pratique clinique des orthèses mandibulaires*:
Gouttières occlusales et autres dispositifs interocculasaux
Editions CdP
Copyright 2003 Groupe Liaisons
ISBN 2-84361-060-5

Capa:
MÁRIO RÖHNELT

Preparação de original:
ALESSANDRA BALDO

Leitura final:
DANIELE CUNHA

Supervisão editorial:
LETÍCIA BISPO DE LIMA

Editoração eletrônica:
AGE – ASSESSORIA GRÁFICA E EDITORIAL LTDA.

Reservados todos os direitos de publicação em língua portuguesa à
ARTMED® EDITORA S.A.
Av. Jerônimo de Ornelas, 670 – Santana
90040-340 – Porto Alegre, RS, Brasil
Fone: (51) 3027-7000 Fax: (51) 3027-7070

É proibida a duplicação ou reprodução deste volume, no todo ou em parte,
sob quaisquer formas ou por quaisquer meios (eletrônico, mecânico, gravação,
fotocópia, distribuição na Web e outros), sem permissão expressa da Editora.

SÃO PAULO
Av. Angélica, 1091
01227-100 – São Paulo, SP, Brasil
Fone: (11) 3665-1100 Fax: (11) 3667-1333

SAC 0800 703-3444

IMPRESSO NO BRASIL
PRINTED IN BRAZIL

PREFÁCIO

Muitos avanços ocorreram em Odontologia nos últimos 10 anos, mas não dizem respeito, no que tange às placas oclusais e outros dispositivos interoclusais, aos materiais ou aos desenhos dos diferentes dispositivos. Porém, como os trabalhos de pesquisa e as experiências clínicas evidenciam a eficácia dos diversos aparelhos oclusais – destacando as falhas conceituais que permitiriam justificar seu modo de ação –, esses integram o quadro geral dos aparelhos ortopédicos, ou órteses, e ganham um lugar cada vez mais importante no exercício da odontologia cotidiana.

Na França, o uso consagrou o termo *gouttière occlusale* (placa oclusal) para a denominação de dispositivos interoclusais em geral muito diferentes uns dos outros e cujas indicações podem ser contraditórias[10, 14]. A literatura inglesa não é mais precisa, alternando, na maioria das vezes, *repositioning splints, bite plates, interocclusal applicances, stabilisation splints, jigs* e outros *night guards* em uma aproximação permanente.

Já há alguns anos, as reflexões coletivas dos autores anglo-saxões, pesquisadores e clínicos especializados em disfunções temporomandibulares e dores orofaciais parecem ter cristalizado o uso do termo aparelho ortopédico. Desse modo, seja nas "Recomendações para classificação, avaliação e gestão das disfunções temporomandibulares", feitas pelos autores do ciclo de McNeill[77], ou nas "Recomendações para avaliação, diagnóstico e gestão das dores orofaciais", propostas pela equipe de Okeson[104], os capítulos dedicados às placas oclusais recorrem igualmente ao termo aparelho ortopédico. Em francês, o termo aparelho ortopédico recobre realidades diversas, muitas vezes distantes da esfera orofacial. Nesse sentido, ao nos inserirmos no quadro mais geral da medicina, torna-se legítimo utilizar o termo órtese, cujas definições mais gerais incluem a quase totalidade dos dispositivos interoclusais que utilizamos em odontologia:
– órtese: "aparelho ortopédico destinado a dar sustentação a uma função locomotora deficiente e fixado na parte atingida" (Larousse, 2001);
– órtese: "ajuda técnica destinada a substituir ou a corrigir uma função deficiente, a compensar as limitações ou mesmo a melhorar o rendimento fisiológico de um órgão ou de um membro que perdeu sua função, que nunca se desenvolveu plenamente ou que sofre de anomalias congênitas" (definição canadense).

Os dispositivos interoclusais visam, de fato, a manter as funções do aparelho locomotor da mandíbula, a compensar, a corrigir ou a aliviar limitações de mobilidade mandibular, a corrigir as funções oclusais de suporte, cêntrica e guia, deficientes ou não, ou ainda a aumentar o rendimento ventilatório em caso de apnéias obstrutivas do sono.

Deve-se falar então, por outro lado, de órtese oclusal? A utilização dos diversos dispositivos interoclusais recorre, cada vez mais explicitamente, a classificações diagnósticas independentes dos fatores oclusais e volta-se, com maior freqüência, para as características emotivas, psicológicas, comportamentais e sociológicas dos pacientes.

Então, por que se referir explicitamente à oclusão dentária para designar esses dispositivos? Observa-se, evidentemente, que eles são colocados nos dentes e que, nesse sentido, merecem amplamente o atributo de oclusal, mesmo que alguns autores considerem que falar de placa oclusal é afirmar a etiologia oclusal do distúrbio que leva à sua indicação[94]. Foi proposta também a designação placa oral[28], mas não brinquemos com as palavras. Observemos, no entanto, que é, antes de tudo, a posição mandibular que está em jogo na exploração dos dispositivos interoclusais: por que então não fazer referência explicitamente a ela? Além disso, se considerarmos que nossas decisões ficarão, dessa forma, mais compreensíveis para os terapeutas não-odontólogos... É por isso que decidimos utilizar o termo **órteses dentárias** no título desta obra.

Tais reflexões não mudam fundamentalmente, mas mudam as indicações ou a aplicação das placas oclusais que havíamos descrito anteriormente; entretanto, nos levam a apurar nossa linguagem para inscrevermos nossas propostas em um quadro médico mais amplo.

Infelizmente, falar em órteses dentárias apresenta um primeiro risco: o de não chamar a atenção dos odontólogos que buscam informações acerca das placas oclusais e, portanto, não atingir o objetivo de comunicar ao maior número possível de leitores. O próprio tema, contudo, nos obriga a navegar entre dois canais dos quais um contorno muito amplo faria perder de vista o objetivo do percurso, qual seja, ajudar a tratar os doentes:
– se o trabalho consiste unicamente em descrever com precisão as situações oclusais, os meios técnicos de fabricação das diferentes formas de órteses, suas indicações e contra-indicações, o risco de esquecer o paciente enquanto pessoa é grande;
– se o trabalho consiste somente em substituir as intervenções oclusais por órteses no quadro do tratamento das doenças funcionais ou dolorosas crônicas, o risco está em medir apenas nossos limites e nossas dificuldades enquanto terapeutas ou em cair no exercício ilegal da odontologia.

Tudo, porém, é questão de equilíbrio e bom senso. Todos aqueles que recebem em seu consultório pacientes que sofrem, que se queixam de distúrbios musculoesqueléticos do aparelho mastigatório ou de distúrbios orofaciais malclassificados, ou que simplesmente necessitam de restaurações de grande extensão, sabem que as órteses são ferramentas insubstituíveis da prática do consultório.

Neste livro são abordados vários elementos que entram na manutenção clínica das órteses mandibulares:
– Quais classificações diagnósticas podemos ter por base atualmente?
– Como não desprezar o papel dos fatores afetivos, psicológicos ou sociológicos que podem acompanhar as disfunções temporomandibulares?
– Como inserir nossas ações no quadro das doenças funcionais?
– Quais são os elementos dentários que permitem relacionar diretamente uma intervenção oclusal e a melhora de distúrbios musculoesqueléticos?
– Qual a importância dos comportamentos loco-regionais (mastigação, deglutição, parafunções, respiração, etc.) no quadro das intervenções com órtese?
– Como se administra a eliminação progressiva das órteses pelo paciente?

O tema das órteses dentárias, como se vê, é muito amplo, ou seja, há milhares de publicações sobre o assunto. Nosso livro não pretende, portanto, ser uma síntese completa, tanto que não descrevemos certas órteses dentárias cujas indicações se afastam efetivamente do trabalho habitual da odontologia geral, mesmo que sua influência nas relações intermaxilares seja inegável, tais como:
– aparelhos funcionais e placas de uso ortodôntico;
– aparelhos utilizados em fase de contenção ou de reeducação após cirurgia maxilofacial, condilectomia ou cirurgia em uma anquilose da ATM;
– aparelhos de proteção dentomaxilar para os esportes violentos, etc.

No futuro, provavelmente, será necessário, após uma catalogação exaustiva de todos os aparelhos usados entre as arcadas, propor uma classificação completa que se baseie em uma compreensão global das funções mastigatórias.

Agradecendo meus professores, faço votos de que este livro contribua para melhorar o tratamento dos pacientes e para satisfazer todos os interessados no assunto.

O AUTOR

SUMÁRIO

1. **Características gerais das órteses dentárias** 11
   Introdução 11
   Definição e retomada histórica 12
   Modalidades de ação das órteses dentárias 13
   Quais são os elementos anatomofisiológicos que poderiam
      explicar os resultados obtidos pela utilização das órteses? 15
   Quais são os elementos psicossociais que podem explicar
      os resultados obtidos pela utilização das órteses? 19
   Opiniões contraditórias 21
   Elementos oclusais 21
   Posturologia 23
   Bruxismo 23
   Ventilação pulmonar deficiente 24
   A importância do diagnóstico inicial 24
   Resultados dos tratamentos com órteses dentárias 26
   Diferentes tipos de órteses 31

2. **Órteses de recondicionamento neuromuscular** 32
   Placas de recondicionamento neuromuscular 33
   Placa maxilar de Ramfjord e Ash ajustada na boca 34
   Placa maxilar ou mandibular de Ramfjord e Ash
      equilibrada sobre o articulador e pronta para ser usada 40
   Órteses termoformadas 45
   Placa mandibular de Ramfjord e Ash 47
   Placa maxilar ou mandibular? 53
   Placa dura ou flexível? 53
   Controle das órteses de recondicionamento neuromuscular 55
   Placa evolutiva de Rozencweig 57
   O que fazer quando o alívio foi obtido por uma placa de
      recondicionamento neuromuscular? 58
   O que fazer quando a placa de recondicionamento
      neuromuscular não traz nenhuma melhora? 62
   Outras órteses para recondicionamento neuromuscular 63

Dispositivo anterior 63
Placa de mordida miorrelaxante de Jeanmonod 65
Placa de mordida miorrelaxante ou placa oclusal: qual escolher? 86
Sistemas de ponto central de apoio 88

3. **Órteses de reposicionamento mandibular** 92
   Definição 92
   Distúrbios intra-articulares 92
   Placas de recaptura 96
   Indicações e contra-indicações 96
   Princípios de utilização de uma placa de recaptura 97
   Órtese de recaptura em oclusor feita a partir da cera de
      registro na posição terapêutica 100
   Placa mandibular de recaptura para ser ajustada na boca 107
   Placa maxilar de recaptura em oclusor feita a partir da cera
      de registro na posição terapêutica 110
   Placa de recaptura mandibular ou maxilar? 114
   Gestão clínica das placas de recaptura 114
   O que fazer após a retirada da placa de recaptura? 115
   Dispositivos posteriores e placas de descompressão 117
   Indicações e contra-indicações 117
   Modalidades de ação 118
   Dispositivo posterior 120
   Placas de descompressão 123
   O que fazer quando esses tratamentos mostram-se ineficazes? ... 129

4. **Outras órteses usadas em odontologia** 130
   Placa de estabilização 130
   Placa de proteção noturna 131
   Posicionador mandibular 133
   Indicações e contra-indicações 135
   Realização 135
   Uso do reposicionador 136

CONCLUSÃO 137

BIBLIOGRAFIA 139

1

Características gerais das órteses dentárias

INTRODUÇÃO

O tratamento das patologias musculoesqueléticas das articulações temporomandibulares, o desenvolvimento das restaurações oclusais e protéticas, bem como a expressão cada vez mais freqüente de dores orofaciais, multiplicaram o uso das órteses dentárias, isto é, dos dispositivos destinados a melhorar funções oclusais deficientes ou a compensar algumas limitações das funções do aparelho mastigatório.

Um guia anterior ou um *jig*?

Uma placa de mordida ou uma placa oclusal? Qual forma de placa: maxilar ou mandibular? Para uso noturno ou diurno? Lisa ou não? Macia ou dura?

E, por que utilizar um ponto central de apoio?

Em geral, questões desse tipo perpassam o ensino universitário ou pós-universitário voltado para os dispositivos interoclusais. Isso se evidencia pela variedade de formas propostas por um grande número de autores, a tal ponto que deparamos com as mais diversas confusões sobre esse assunto, fundadas, muitas vezes, em hipóteses que, para alguns, estão invalidadas há muito tempo. Assim, pareceu-nos útil lembrar ao estudante, ao profissional que busca manter-se atualizado, assim como ao protesista dentário, algumas questões a respeito de cada tipo de dispositivo, quais sejam:
– quando e por que recorrer a ele;
– como é confeccionado no laboratório;
– como é ajustado na boca;
– o que se pode esperar dele e como sua ação ou a ausência de ação são interpretadas;
– o que se deve fazer quando a tarefa foi cumprida.

Nosso projeto visa, pois, a que esses aparelhos possam ser criteriosamente indicados, corretamente elaborados e eficazmente utilizados.

DEFINIÇÃO E RETOMADA HISTÓRICA

Consideramos órteses dentárias a designação de todos os "aparelhos removíveis, colocados entre as arcadas dentárias, utilizados provisoriamente e de forma reversível para modificar ou restabelecer as relações dentárias e impedir ou corrigir disfunções oclusais (defeitos de suporte, cêntrica e guia) ou funções mandibulares deficientes (mastigação, deglutição, ventilação)"[84, 109].

As órteses dentárias designam, portanto, os *jigs*, as guias anteriores, os diferentes tipos de placas oclusais, isto é, lisas, de estabilização ou de reposicionamento, as placas de mordida, as guias posteriores e os sistemas de ponto central de apoio, bem como as órteses de protrusão mandibular e de abaixamento utilizadas no quadro das apnéias do sono.

Historicamente, diz-se com freqüência que foi com um objetivo parodontológico que o primeiro dispositivo interoclusal parece ter sido descrito, no início do século, por Karolyi[61]. O ortodontista Hawley[51] propôs, pouco tempo depois, uma placa oclusal palatina que, modificada, serviu posteriormente de placa de mordida. Na realidade, Miller[89] conta que, em 1892, Eugène Talbot já utilizava um plano inclinado para projetar a mandíbula e que se poderia remontar a 1771 para descobrir um texto de John Hunter que descrevia um plano inclinado destinado a "corrigir uma mordida cruzada anterior". Durante o século XIX, a utilização de placas de desoclusão maxilar era aconselhada para eliminar as forças oclusais ou permitir que os dentes erupcionassem. Foi, sobretudo nos anos 50 e 60 do século XX, com o desenvolvimento dos estudos da oclusão, que o recurso a esses aparelhos se generalizou. Na atualidade, as órteses dentárias são utilizadas, como diagnóstico ou terapia, nos tratamentos restauradores ou nas disfunções temporomandibulares e dores orofaciais.

Como diz Dawson[30], a principal função dos dispositivos interoclusais é "evitar que o controle das relações intermaxilares seja promovido pela intercuspidação existente".

No diagnóstico, esses dispositivos são usados como meio reversível de testar as respostas musculares ou articulares a mudanças da posição mandibular no quadro de uma disfunção temporomandibular ou de dores orofaciais, ou antes de dar início a um tratamento protético ou ortodôntico. Tais dispositivos podem também contribuir de forma decisiva para o registro das relações intermaxilares que servirão de referência durante os tratamentos[3, 144].

De um ponto de vista terapêutico, certas órteses dentárias permitem estabelecer contatos oclusais generalizados e simultâneos, o que resultaria em uma otimização e em uma redução da atividade dos músculos mastigatórios. Os dispositivos interoclusais são igualmente propostos para limitar os efeitos deletérios causados nas superfícies dentárias pelo bruxismo, embora se saiba que esses aparelhos não agem sobre as causas da parafunção e, desse modo, não modificam tal comportamento[53].

As órteses permitem, finalmente, modificar a posição das estruturas articulares para tornar a articulação temporomandibular (ATM) assintomática. Elas são utilizadas, portanto, para o tratamento dos distúrbios intracapsulares.

MODALIDADES DE AÇÃO DAS ÓRTESES DENTÁRIAS

Quanto às órteses dentárias, existe um paradoxo nada banal ao se ler inúmeras indicações desses dispositivos e perceber que, ao mesmo tempo, nenhum estudo sério é capaz de buscar descrever cientificamente suas modalidades de ação. Em geral, os clínicos utilizam as órteses em função de hipóteses, de convicções ou de observações clínicas que não receberam validação definitiva. Não é raro encontrar publicações que amontoam propostas terapêuticas, no mínimo, aleatórias. É certo, porém, que, corretamente exploradas, as órteses "funcionam" e prestam grandes serviços (Figura 1.1).

A utilização dos dispositivos interoclusais é fundamentada, antes de tudo, na compreensão das bases anatomofuncionais que regem as relações intermaxilares e em certos processos patológicos que podem afetá-las.

É considerado normal o fato de que a máxima intercuspidação oclusal (MIO), obtida por contração dos músculos levantadores, estabeleça uma relação mioarticular equilibrada no centro do sistema mastigatório. Os elementos anatômicos implicados são muitos, já que se constituem pelos dentes, pelo periodonto, pela maxila/mandíbula, pelas articulações temporomandibulares e, evidentemente, pelos músculos mastigatórios e por todos aqueles que estão direta ou indiretamente relacionados a seu funcionamento (os músculos supra e infra-hióides, a língua, os músculos faríngeos e da orelha interna, os da mímica e os que cobrem o crânio, entre outros). Não podemos esquecer também dos elementos de controle neuromuscular e do metabolismo (vasos).

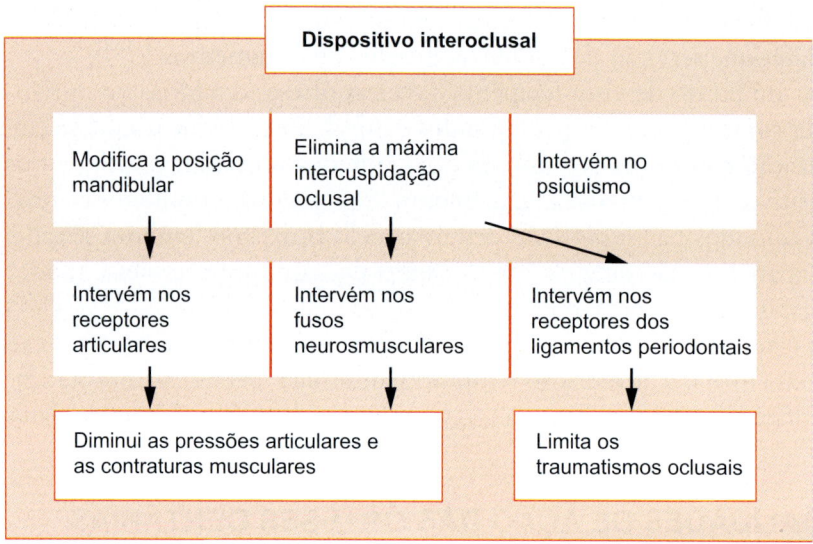

FIGURA 1.1 Supostas ações dos dispositivos de recondicionamento neuromuscular.

Alguns autores[24, 33, 40, 87, 119] consideram igualmente que, nas condições funcionais habituais, o jogo muscular que regula os contatos oclusais e a posição mandibular está em harmonia com o dos músculos responsáveis pela oculomotricidade e pela postura da cabeça. Além disso, acreditam que o equilíbrio estático e dinâmico da mandíbula não pode ser abordado independentemente da postura global do corpo. A oclusão dentária seria indissociável do conjunto musculoesquelético?

Além desses dados estritamente anatômicos, é preciso observar que os pacientes que nos consultam têm emoções ou comportamentos que podem ser particulares[148, 149]. De qualquer forma, os pacientes são tributários de situações psicossociais que os caracterizam. Os sofrimentos expressos por eles não dizem respeito somente ao aspecto lesional de uma articulação, de um músculo ou de um dente: as deficiências, a dor, as dificuldades de todas as ordens, enfim, podem ter repercussões no nível das funções mandibulares. A oclusão não pode ser dissociada do homem que sofre.

Fica, então, claramente estabelecido que as situações às quais se destinam as órteses dentárias são, em geral, patologias multifatoriais, das quais é fundamental distinguir dois aspectos: por um lado, as condições clínicas e, por outro, as condições psicossociais, desde o momento em que o quadro mostra dores crônicas, e isso para qualquer diagnóstico clínico. Fala-se, nesse caso, de eixo I e de eixo II.

Os trabalhos de Dworkin e Leresche[34] ajudaram a estabelecer critérios diagnósticos que permitem classificar os pacientes dentro de três grupos – distúrbios musculares, deslocamentos do disco articular e artralgia/artrose/artrite –, segundo seus sinais e sintomas: trata-se do eixo I. Os pacientes são, então, classificados em função da gravidade, do tempo de suas dores e de sua situação psicossocial, avaliada por diferentes testes: trata-se do eixo II.

A luta contra o sofrimento dos pacientes atingidos por distúrbios temporomandibulares é fundamental não somente para limitar os sintomas primários, mas também para prevenir as conseqüências de uma dor não-aliviada que pode afetar o sistema imunológico, causar estresse ou provocar alterações no sistema nervoso central e periférico. Nessa óptica, o uso das órteses dentárias deve estar acompanhado, em certos casos, de um tratamento global das dores mencionadas.

Quais são os elementos anatomofisiológicos que poderiam explicar os resultados obtidos pela utilização das órteses?

Parâmetros oclusomandibulares

Os autores anglo-saxões[19] distinguem, mais ou menos arbitrariamente, parâmetros oclusomandibulares que deveriam ser considerados na discussão de teorias que explicam a eficácia das órteses dentárias, tais como a dimensão vertical, a liberação oclusal, o realinhamento maxilomandibular e o reposicionamento da cabeça da mandíbula.

- *Dimensão vertical*

Costen[25] foi o primeiro a fazer menção, em 1934, ao papel da perda de dimensão vertical de oclusão (DVO) quando do surgimento ou do tratamento de sinais disfuncionais e dolorosos da esfera orofacial, os quais, logo após, foram reunidos sob a denominação de síndrome de Costen. A perda de dimensão vertical estaria na origem de compressões e de perturbações no nível da orelha interna e da tuba auditiva. Segundo Block[9] e Christensen[15], a perda de dimensão vertical causaria uma hiperatividade muscular desordenada, e bastaria escolher uma órtese que permitisse recuperar a dimensão vertical original para tratar o problema muscular. De forma mais simples, e mesmo que essa hipótese seja difícil de ser verificada devido a variações moderadas, outros autores pensam que a variação da dimensão vertical seria responsável por uma modificação da atividade dos grupos musculares implicados na posição mandibular[12, 80-83, 119, 143].

Essas reflexões estão na base de propostas de dispositivos oclusais destinados a aumentar a DVO se esta tiver sido diminuída pela perda de dentes posteriores ou por usuras generalizadas. Na mesma lógica, essas órteses seriam indicadas para testar clinicamente uma DVO elevada[90, 122]. No entanto, o sucesso clínico não prova que a dimensão vertical suspeita e modificada pela órtese seja a única justificativa para o desaparecimento dos sintomas. Por um lado, as experiências com animais fornecem resultados contraditórios sobre a idéia de que uma variação exagerada da DVO possa estar na origem de hiperatividade muscular[44, 117]. Por outro lado, as experiências no homem mostram que o relaxamento obtido com placas de espessuras variáveis não está diretamente relacionado a uma DVO identificada[20]. É preciso observar que a ausência de hiperatividade muscular para mudanças de DVO de 4, 6 ou mesmo 8 mm só foi controlada por meio de placas que garantem, em contrapartida, uma boa estabilidade das relações oclusais.

- *Liberação oclusal*

É uma noção que seria discutida em relação às noções de prematuridade e de interferência, estas dependentes, por sua vez, de uma noção de oclusão ideal. Há muito tempo admite-se que uma alteração oclusal, mesmo mínima, pode estar na origem de uma hiperatividade dos músculos mastigatórios[93, 113, 130]. Para Dawson[30], a simples intrusão do dente em seu alvéolo poderia mesmo aparecer como uma alteração oclusal capaz de colocar os músculos em uma superatividade anárquica. A eliminação dessas alterações e, assim, o restabelecimento de um esquema oclusal ideal sem prematuridade nem interferência, por meio de uma órtese, resolveria o problema da atividade muscular anormal. O esquema oclusal ideal, buscado e proporcionado pelo dispositivo interoclusal, seria constituído por um suporte de contatos bilaterais posteriores simultâneos e por guias caninas[63].

Os sucessos terapêuticos das órteses reguladas para restabelecer essa situação não devem, contudo, levar ao esquecimento de que a maioria das pessoas não apresenta as condições oclusais ideais sem, entretanto, sofrer de distúrbios temporomandibulares ou de dores orofaciais. Além disso, os resultados dos estudos a longo prazo, após equilíbrio, segundo critérios de oclusão ideal, são sujeitos a controvérsias e levam ao questionamento da teoria do papel único da oclusão na gênese dos distúrbios evocados [128].

- *Realinhamento maxilomandibular*

Tem como objetivo colocar a mandíbula em posição correta. De forma incontestável, há situações que evidenciam uma relação de máxima intercuspidação não-adequada, deixando a mandíbula em uma posição anormal em relação à maxila. É através da modificação das relações dentárias – por um dispositivo interoclusal –, segundo critérios dentários ou esqueléticos, que a maxila e a mandíbula se realinhariam, permitindo, dessa maneira, o alívio das dores e das disfunções. Três abordagens são propostas para determinar essas relações intermaxilares.

Primeiramente, a utilização de uma posição de referência chamada relação cêntrica, obtida por uma manipulação da mandíbula. Há diversas técnicas bem-codificadas para obtê-la. Dawson [29] propõe uma técnica de manipulação bimanual [70], que, ao que tudo indica, é a mais reproduzida por diferentes operadores.

Uma segunda abordagem é proposta por Lieb [69], que utiliza marcações dentárias e eixos de simetria para determinar a posição maxilomandibular ideal. As marcações são traçadas sobre modelos em gesso e servem, dessa forma, para construir o dispositivo interoclusal que restabelece as relações intermaxilares [40]. É evidente e clinicamente comprovado que tal abordagem pode resultar em situações aberrantes, nas quais fica estritamente impossível adaptar na boca os dispositivos interoclusais confeccionados nessas bases.

A terceira via que leva à relação maxilomandibular ideal privilegia sua determinação muscular. Fala-se de relação miodeterminada. Essa é a proposta de Jankelson [56], que pensa em obtê-la através de um miomonitor que disponha de eletrodos cutâneos de baixa freqüência, capazes de estimular as unidades motoras que dependem do trigêmeo. Diversos estudos, entre eles o de Kantor e colaboradores [60], mostraram que uma relação obtida desse modo não pode ser reproduzida. Outros autores, como Sved [141], Shore [134] ou Jeanmonod [58], propõem encontrar a relação maxilomandibular miodeterminada através de dispositivos interoclusais, como placas de mordida miorrelaxantes. Da mesma forma Lauret [66] e Le Guern [68] mostram que uma simples guia oclusal anterior no instante do fechamento da boca permite obter uma limitação da hiperatividade muscular e, assim, uma relação miodeterminada. Essa referência miodeterminada pode ser, por sua vez, reproduzida [3, 68, 141, 144].

- *Reposicionamento da cabeça da mandíbula*

Busca melhorar as relações intra-articulares. Para alguns autores, como Weinberg [156], é a posição deficiente da(s) cabeça(s) mandibular(es) que provocaria os distúrbios, sendo possível determinar uma posição da cabeça da mandíbula ideal com a utilização de uma técnica radiográfica muito precisa. Essa posição simétrica, mantida por placa, permitiria conservar uma posição fisiológica de referência.

Para outros autores [35, 40, 97], é a situação dos discos articulares e das cabeças (distúrbios internos) que exigiria o uso de órteses de reposicionamento mandibular, com fins estritamente terapêuticos. É freqüente que a utilização desses dispositivos interoclusais, depois da fase puramente oclusal, leve a um tratamento estabilizador delicado e extenso.

Funções oclusais

Essa forma de apresentar e analisar os parâmetros oclusais que estão implicados nas disfunções temporomandibulares ou nas dores orofaciais gera confusão e é clinicamente pouco coerente. Orthlieb [108], ao descrever as "funções oclusais", permite, por um lado, esclarecer realmente o papel que a oclusão poderia desempenhar nas patologias evocadas e, por outro, considerar o papel dos dispositivos interoclusais sob o ponto de vista médico real de órteses dentárias, já que se trata efetivamente de favorecer funções.

Três funções oclusais são distinguidas: cêntrica, suporte e guia mandibular [109].

- *Cêntrica*

Diz respeito à situação da posição mandibular em MIO, posição na qual são geralmente aplicadas as pressões mais fortes. Para otimizar as contrações musculoarticulares, a MIO centraliza as estruturas articulares. No sentido transversal, a situação mandibular corresponde a uma posição central estrita, com coaptação cabeça da mandíbula-disco temporal. Uma assimetria de posição mandibular caracteriza-se por um desvio que deve ser analisado antes de se procurar "reposicionar" as ATMs ou "realinhar" a maxila/mandíbula [97]. No sentido sagital, a situação de cabeça da mandíbula funcional é, então, bem aceita, na frente da posição outrora considerada como referência mais alta e mais recuada. Em MIO, pode haver um pequeno espaçamento sagital (inferior a 1 mm) em anteposição fisiológica à oclusão em relação cêntrica (RC). No sentido vertical, a posição mandibular da MIO define a DVO harmonicamente com os elementos osteoarticulares.

- *Suporte*
Diz respeito à estabilização da posição mandibular e resulta na estabilidade intra-arco e interarco. A estabilidade dentária permite uma distribuição das forças. A estabilidade mandibular em MIO, por sua vez, permite a reprodutibilidade dessa posição, facilitando, assim, as funções mandibulares de deglutição e de mastigação ao limitar o uso muscular.

- *Guia*
Diz respeito às trajetórias de acesso à posição mandibular de MIO. Os movimentos mandibulares complexos relacionados à mastigação inserem-se no interior de um envelope funcional limitado "em cima" pelos contatos oclusais [42, 52, 67]. Essas superfícies de contatos interarcos constituem zonas de orientação, relacionadas à anatomia oclusal e à arquitetura da maxila/mandíbula, que levam à MIO. A orientação oclusal dos movimentos incursivos centrípetos facilita a automatização das trajetórias funcionais, diminuindo, desse modo, as sobrecargas dentárias, o trabalho muscular e as pressões articulares. Muitos estudos exploraram a atividade dos músculos mastigatórios em movimentos mandibulares excursivos orientados pelos caninos ou por outros grupos de dentes [95]. Em compensação, a avaliação muscular e articular das guias funcionais centrípetas ou de sua ausência deve ainda ser desenvolvida para que se possa compreender melhor a fisiologia mandibular e os parâmetros oclusais, especialmente no quadro dos distúrbios intra-articulares e das dores orofaciais mal-classificadas.

A partir do momento em que se aceita a hipótese de que a oclusão pode desempenhar um papel no aparecimento, na manutenção ou no agravamento das disfunções temporomandibulares (DTM) ou das dores orofaciais, é mais produtivo tratar os contatos dentários sob o ponto de vista das funções do que sob o da anatomia. A oclusão ideal é um conceito médico tão inexplorável quanto o pé ideal ou o rosto ideal. *Ao contrário*, certificar-se de que o comportamento oclusal limita ou acentua as cargas no aparelho mastigatório constitui uma via terapêutica real na qual as órteses têm um lugar preponderante.

Quais são os elementos psicossociais que podem explicar os resultados obtidos pela utilização das órteses?

Distinguem-se, de um lado, as modalidades pelas quais as órteses poderiam intervir no psiquismo do paciente e, de outro, os elementos psicossociais dos pacientes que sofrem de distúrbios funcionais ou de dores crônicas [1, 79, 152].

Diversos processos são tradicionalmente lembrados para explicar como os dispositivos interoclusais interfeririam psicologicamente no indivíduo [4]. Greene e Laskin [48] estudam o efeito placebo que poderia ser atribuído aos distintos dispositivos interoclusais, fazendo variar suas formas, inclusive até chegar ao ponto de não interferirem na oclusão. Se é certo que o psiquismo desempenha um papel no desenvolvimento e na expressão das patologias oclusais, parece, em contrapartida, duvidoso que se possa atribuir um valor placebo a um dispositivo interoclusal, na medida em que a introdução de um aparelho na boca, de qualquer tipo, não poderia ser considerado neutro ou sem efeito.

Todavia, os dispositivos interoclusais poderiam intervir igualmente fazendo com que o paciente tomasse consciência dos problemas oclusais. Os contatos dentários ou dos dentes com o dispositivo interoclusal permitiriam ao indivíduo aprender a evitar as posições mandibulares nocivas ou os hábitos deletérios, o que favoreceria as intervenções terapêuticas posteriores.

Pode-se imaginar também, sobretudo nos casos em que a dor predomina e em determinados pacientes, que o dispositivo interoclusal materializa o tratamento terapêutico. Nesse sentido, a percepção permanente do dispositivo pode aparecer como uma forte relação, trazendo alívio proporcional. Deve-se procurar o modelo médico utilizado em outros distúrbios musculoesqueléticos, o qual inclui o paciente na manutenção física e comportamental de seu próprio problema: a órtese se transforma no meio de manutenção.

Todas as pesquisas epidemiológicas mostram que os indivíduos psicológica e/ou socialmente fragilizados (precariedade, lutos, solidão, etc.) apresentam significativamente mais sinais e sintomas de DTM, especialmente dores da face e da região temporomandibular [147]. Para algumas pessoas que sofrem de dores crônicas cuja origem demora a ser identificada, um certo número de deficiências, de convicções ou de inquietudes provoca distúrbios do comportamento e perturbações emocionais que devem ser avaliados antes de se iniciar um tratamento por órtese, e isso serve para qualquer que seja o diagnóstico clínico da situação oclusomandibular. No consultório dentário, a consulta clínica (escuta ativa), a avaliação anamnésica, a escala analógica visual e as ferramentas destinadas à coleta de informações padronizadas e codificadas são indispensáveis.

Do mesmo modo, e com resultados ao que tudo indica superiores, as técnicas de redução do estresse, tais como o *biofeedback* ou os exercícios de relaxamento, conduzidos por um psicólogo, permitem reduzir a longo prazo os sintomas das DTMs e as dores. Para Turk e colaboradores [142], a combinação dos tratamentos dentários tradicionais com tratamentos psicológicos constituiria a abordagem mais eficaz em um tratamento a longo prazo das disfunções temporomandibulares.

Admite-se também que, embora a depressão seja um sintoma freqüente nos pacientes que sofrem de dores crônicas orofaciais (como, aliás, para todos os grupos de pacientes atingidos por dores crônicas), não há nenhuma prova de que essa depressão ou esses distúrbios psicológicos sejam a causa das disfunções temporomandibulares. A depressão é provavelmente secundária à dor [74].

Às vezes, será preciso, portanto, saber recorrer a competências de outros profissionais, especialistas em matéria de psicologia ou de psiquiatria.

Por fim, quanto ao plano psicológico, é preciso lembrar o que escrevia Milliner [90]: "A dor e as disfunções psicogênicas aparecem como a expressão corporal de conflitos emocionais que podem resultar em problemas de autoestima ou em tendências sexuais ou agressivas contrárias aos ideais do paciente como regras de sua consciência [...]. Em geral, uma patologia preexistente fará de uma parte do corpo o alvo das preocupações conscientes e inconscientes. Da mesma forma, fatores psicológicos exacerbam a percepção da dor e da disfunção, levando a mudanças orgânicas capazes de agravar a situação inicial. Por esse motivo, devemos ajudá-los a perceberem essa relação, o que afetará positivamente no quadro."

A rápida retomada desses elementos, mostrando a implicação dos fatores psicossociais nas DTMs ou no tratamento do aparelho mastigatório, visa a destacar a importância de uma visão global dos pacientes sujeitos a intervenções com órteses dentárias.

OPINIÕES CONTRADITÓRIAS

Elementos oclusais

A importância relativa dos elementos oclusais em relação aos elementos psicossociais na gênese das DTMs e das dores orofaciais é sujeita a controvérsias.

Importantes estudos foram realizados a fim de determinar quais situações oclusais são mais freqüentemente encontradas nos casos de DTM: Jeanmonod ressaltou o risco relacionado às grandes sobremordidas [57]; os trabalhos de Seligman e Pullinger [114, 115, 126, 127] apontaram os conjuntos de mordidas cruzadas unilaterais na região de molares e as sobremordidas anteriores com mais de 5 mm, bem como as diferenças de mais de 2 mm entre a MIO e a RC como estando, na maioria dos casos, associadas às DTMs, sem, no entanto, que uma relação de causa e efeito pudesse ser comprovada. Esses autores situam em 10 ou 20% os casos de DTM ou de dores orofaciais que poderiam ser imputados às condições oclusais: "O papel da oclusão deve ser considerado e relativizado em relação às considerações psicossociais" [128]. Segundo Rugh [124], a predominância dos fatores psicológicos seria grande: ansiedade (de 17 a 30%), depressão (de 18 a 40%), estresse (de 30 a 60%), hábitos orais (de 20 a 80%) e dores crônicas (de 12 a 20%). Para esse autor, 70 a 80% dos pacientes mostram uma melhora dos sintomas, qualquer que seja a terapia, mesmo em caso de placebo ou de abstenção terapêutica.

Contudo, os trabalhos de Kirveskari e colaboradores [63], que eliminam através de desgaste seletivo os contatos do lado de trabalho nas crianças, levam a crer que as DTMs são vinculadas à oclusão. Para esse autor, a associação entre as variáveis psicossociais e a disfunção não contradiz um vínculo eventual entre oclusão e disfunção: "Finalmente, os estudos epidemiológicos longitudinais não foram capazes de excluir a oclusão do complexo causal das DTMs."

Já para Slavicek [138]: "As disfunções do aparelho mastigatório não devem ser tratadas por odontólogos amadores que agem como minipsicólogos, microfisioterapeutas ou pseudomédicos, maltratando os pacientes com o objetivo de diminuir suas frustrações em virtude do seu pouco domínio na arte dentária e da sua falta de formação médica. Aqueles que se decepcionam com seu trabalho são encorajados, pelos argumentos da atual tendência revelada pela balança do dito conhecimento científico, a se afastarem da oclusão." Essa opinião bem contundente não deve levar a uma simplificação abusiva da problemática terapêutica apresentada pelo tratamento das disfunções temporomandibulares; da mesma forma que não se poderia subestimar os conflitos anatômicos da oclusão (os contatos dentários de cêntrica, suporte e guia), seria um erro não considerá-los no quadro dos comportamentos oclusais do paciente (mastigação unilateral ou não, parafunções, mímica, tiques, deglutição com interposição lingual, fonação, etc.). Em nossa visão, a compreensão e a consideração dos elementos do comportamento oclusal são, no mínimo, tão importantes quanto a análise dos dados anatômicos dentários. É nesse quadro que as informações do eixo II ganham total importância.

Há outras opiniões contraditórias quanto às relações que podem ser estabelecidas entre as DTMs e os distúrbios posturais ou os transtornos oculomotores, bem como os problemas de ventilação.

Posturologia

Constata-se, com freqüência, que pacientes que sofrem de DTM têm igualmente dores cervicais ou raquidianas relativas a uma deficiência postural global. Esses pacientes geralmente apresentam também problemas oculomotores. Inúmeros autores, portanto, já procuraram mostrar as correlações entre situações oclusais particulares e situações posturais globais (postura da cabeça para frente em indivíduos classe II, divisão 2, etc.) [11, 24, 40]. Para alguns deles, haveria uma relação de causa e efeito entre, por um lado, os distúrbios observados e as dores sentidas e, por outro, os desvios anatômicos relativos a um ideal teórico. Em outras palavras, uma falha de alinhamento musculoesquelética, qualquer que seja sua localização, poderia predispor o paciente a DTMs. De modo inverso, uma DTM poderia repercutir sobre todo o equilíbrio postural ou sobre a oculomotricidade relacionada a ela. A totalidade do percurso cinesiológico e osteopático baseia-se nessa hipótese.

Não queremos questionar tal hipótese, mas é preciso observar que nenhum estudo que respeite as normas das investigações científicas fundamentadas em provas é capaz, atualmente, de validá-la ou de invalidá-la. É freqüente que os serviços dos cirurgiões-dentistas sejam solicitados para intervenções oclusais no quadro de tratamentos posturais ou oculomotores realizados por outros especialistas. As órteses oclusais constituem, assim, o instrumento privilegiado das intervenções odontológicas. É conveniente, no entanto, ser prudente em relação à interpretação dos resultados observados, visto que certos autores, como Bricot [11], pensam que "as placas são utilizadas sem que se saiba o que ocorre no plano neurofisiológico".

Bruxismo

É também um dos elementos bastante discutidos quanto ao uso das órteses. O bruxismo consiste em contrações inconscientes dos músculos mastigatórios fora das funções fisiológicas [105]. Essa parafunção é de origem central (o que elimina o papel da oclusão em sua gênese), porém muitos trabalhos [18, 50, 62, 81, 88, 91, 92, 131, 132, 139] mostram que as terapêuticas por meio de placas limitam os sintomas do bruxismo. Para Rozencweig [122], haveria um comportamento "psicomassetérico" correspondente a um comportamento tônico postural particular no qual mecanismos protetores seriam ocultados, levando a perturbações oclusais muito graves. Haveria, porém, igualmente uma forte relação entre o bruxismo e os distúrbios temporomandibulares, especialmente quanto à hiperatividade muscular e à sobrecarga das ATMs. É por isso, bem como para limitar o desgaste dos dentes, que as órteses mandibulares são indicadas principalmente para os pacientes que sofrem de bruxismo. É preciso destacar ainda a opinião de Rugh [123], para quem é melhor, em um paciente que sofre de bruxismo, tentar redistribuir as forças oclusais do que tentar eliminar o bruxismo.

Ventilação pulmonar deficiente

Essa seria uma causa freqüente de anomalias oclusais (sobreposição dentária, deformidades maxilomandibulares e perdas dentárias), de acordo com Gola e colaboradores [43]. Uma obstrução nasal, quando perdura, amplifica as disfunções do aparelho mastigatório, agravando as manifestações musculares e articulares. Para esses autores, o bruxismo traduz um incômodo não da boca, mas do nariz. O bruxômano seria, acima de tudo, uma pessoa estressada devido à obstrução do nariz. A obstrução nasal perturba as posturas da língua, da mandíbula e do pescoço. A posição avançada da cabeça, tanto de dia quanto à noite, estaria relacionada sobretudo à ventilação nasal deficiente. Esses elementos deveriam ser considerados para que as situações agudas das DTMs possam ser melhor compreendidas.

A IMPORTÂNCIA DO DIAGNÓSTICO INICIAL

A utilização das órteses dentárias é indicada depois da consulta e dos exames clínicos do paciente. Em geral, o diagnóstico leva à elaboração da órtese mais adequada. É preciso ressaltar desde agora, entretanto, que há situações nas quais o diagnóstico não pode ser dado de maneira definitiva e para as quais o recurso a uma órtese permite fazer um diagnóstico diferencial. Pode ser o caso para acufênios ou outras manifestações das quais se supõe uma relação com o funcionamento mandibular.

A compreensão dos múltiplos sinais e sintomas das DTMs resultou em inúmeras propostas em matéria de diagnóstico. Para não aumentarmos o debate, decidimos apresentar nossos diagnósticos no quadro proposto pela Academia Americana de Dor Orofacial (AAOP). Os trabalhos dessa academia integram as classificações da Sociedade Internacional de Cefaléia, que reúne o conjunto dos fenômenos álgicos da extremidade cefálica. A AAOP recomenda a utilização das seguintes categorias diagnósticas [104]:

11.7 DESORDENS DA ATM
- 11.7.1 desordens congênitas ou de crescimento
  - 11.7.1.1 aplasia
  - 11.7.1.2 hipoplasia
  - 11.7.1.3 hiperplasia
  - 11.7.1.4 neoplasia
- 11.7.2 desarranjos discais
  - 11.7.2.1 deslocamento discal com redução
  - 11.7.2.2 deslocamento discal sem redução
- 11.7.3 deslocamento temporomandibular
- 11.7.4 desordens inflamatórias
  - 11.7.4.1 capsulite/sinovite
  - 11.7.4.2 poliartrites
- 11.7.5 desordens não-inflamatórias: osteoartrite
  - 11.7.5.1 osteoartrite primária
  - 11.7.5.2 osteoartrite secundária
- 11.7.6 anquilose
- 11.7.7 fratura da cabeça da mandíbula

11.8 DESORDENS DOS MÚSCULOS MASTIGATÓRIOS
- 11.8.1 dor miofacial
- 11.8.2 miosite
- 11.8.3 espasmo muscular
- 11.8.4 contratura por imobilização
- 11.8.5 contratura muscular
- 11.8.6 neoplasia

Evidentemente, outras classificações diagnósticas podem ser utilizadas, uma vez que qualquer classificação está sujeita à evolução [6, 78]. Aqui, cada leitor é convidado a recorrer à classificação diagnóstica que lhe parecer mais produtiva, o que supõe que tenha por base critérios diagnósticos, pois é a ausência de classificação diagnóstica que cria problemas.

Considerando a classificação proposta, as principais indicações das órteses, na nossa opinião, dizem respeito aos músculos mastigatórios, com exceção da miosite e dos fenômenos neoplásicos e, em parte, dos desarranjos discais. Deve-se acrescentar a ela, ainda, todos os casos de bruxismo, sejam antes ou depois da restauração da oclusão. O uso de órteses é indicado igualmente para facilitar a realização de um diagnóstico etiológico de patologias multidisciplinares, tais como as dores orofaciais ou as cefaléias mal-classificadas, os acufênios, as vertigens ou os distúrbios oculoposturais para os quais uma opinião odontológica precisa seria recomendada. Lembremos, por fim, que as órteses dentárias são capazes de melhorar um certo número de casos de apnéias do sono.

Um algoritmo é proposto (Tabela 1.1) a fim de relacionar o diagnóstico à indicação da órtese mais adequada.

RESULTADOS DOS TRATAMENTOS COM ÓRTESES DENTÁRIAS

Numerosos estudos [92, 101, 103] buscaram relacionar esta ou aquela forma de órtese com esta ou aquela patologia. É nesse contexto que o esforço de racionalização em matéria de diagnóstico ganha sentido. No entanto, a dificuldade de dar andamento a estudos clínicos sobre patologias multifatoriais e que recorrem a materiais e formas distintas para as órteses experimentadas faz com que seja muito difícil chegar-se a conclusões incontestáveis quanto à eficácia das órteses em função das patologias tratadas.

Mesmo que uma resposta positiva, clara, definitiva e exaustiva não possa ser dada, não podemos deixar de mencionar alguns estudos sérios que testaram a eficácia específica dos dispositivos interoclusais em certos sintomas. Clark [20] a avalia em três sintomas precisos:
– no caso dos *estalidos articulares* – tudo indica que as placas de estabilização não são capazes de tratá-los. Embora seja fácil eliminar os estalidos com uma placa de reposicionamento, a literatura não permite afirmar que ela leve a uma cura a longo prazo na maior parte dos casos tratados;
– no caso das *dores articulares* – ele mostrou que, quaisquer que fossem suas formas, elas responderam a um tratamento com placa, mas sem, porém, ser possível estabelecer uma relação absoluta de causa e efeito;
– no caso das *dores musculares* – aqui que a eficácia dos dispositivos interoclusais foi melhor comprovada. Uma forte associação entre a hiperatividade muscular e as dores musculares foi mostrada, o que legitima a utilização dos dispositivos interoclusais em todos os casos de bruxismo ou de parafunção, e, até mesmo, de contração muscular mantida. Da mesma forma, foi mostrado que as placas podiam ter uma influência significativa na coordenação muscular da mandíbula [104].

Lundh e colaboradores [75] estudaram os resultados das órteses nos deslocamentos discais com redução (estalido recíproco) em um grupo de indivíduos organizado da seguinte maneira: um grupo utilizando uma placa de maxilar, o outro, uma placa de reposicionamento mandibular, e um terceiro grupo como controle. No primeiro grupo, os autores notaram uma diminuição da sensibilidade das ATMs, mas nenhuma mudança relativa aos ruídos articulares e à sensibilidade muscular. No segundo grupo, o desaparecimento dos estalidos foi efetivo, com diminuição das dores articulares e musculares, mas a sintomatologia reapareceu seis meses depois, após a retirada da órtese. No grupo-controle, sem aparelho, os autores observaram a conservação dos ruídos articulares e o aumento da sensibilidade muscular.

No caso dos pacientes que sofrem de *bruxismo noturno*, os efeitos a longo prazo das órteses mostram uma diminuição dos sinais e dos sintomas de DTM, sem limitar o bruxismo [53, 131, 132]. Esses, porém, reaparecem se retirada a órtese. Além disso, estudos controlados mostraram que as placas oclusais eram a causa de uma diminuição da atividade muscular. De um ponto de vista estritamente muscular, os trabalhos de Lund e Clavelou [73] rejeitam, por sua vez, o conceito habitual da origem da dor relacionada à hiperatividade: a dor aparece como causa e não como conseqüência das modificações da atividade muscular [159].

Um estudo de Dao e colaboradores sugere que, na realidade, a diminuição progressiva das dores e do desconforto decorrente de uma DTM tratada com diferentes formas de placas não permite evidenciar fatores específicos (como causa de diferenças significativas) característicos dos tratamentos realizados: "As placas orais deveriam ser vistas como adjuvantes no controle da dor mais do que como um meio de tratamento definitivo."

Todavia, por não dispor de nenhuma certeza quanto à validade curativa dos outros meios de tratamento das dores miofaciais trigeminais (como para as outras formas de dores musculoesqueléticas), o uso dos dispositivos interoclusais constituiria uma alternativa conservadora interessante, quando comparada aos tratamentos irreversíveis ou às curas medicamentosas de longo prazo. É preciso lembrar também que outros fatores muito importantes devem ser considerados para a interpretação da melhora observada durante a utilização de dispositivos interoclusais, tais como:
– a evolução natural da doença;
– a relação estabelecida entre o paciente e o odontólogo;
– o tempo gasto para adaptar e regular os aparelhos;

TABELA 1.1 Indicações para a prescrição de órteses dentárias

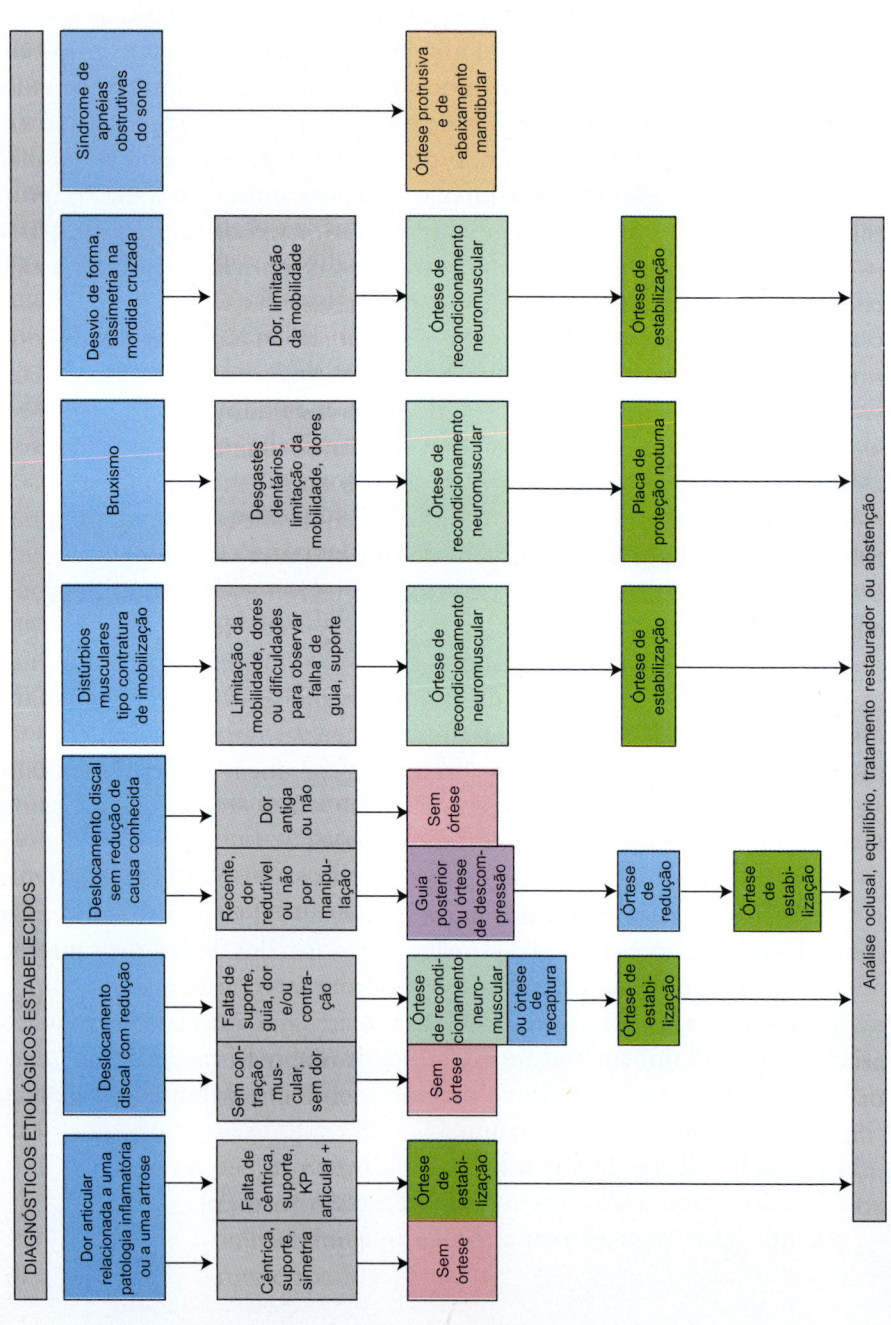

TABELA 1.1 Indicações para a prescrição de órteses dentárias *(continuação)*

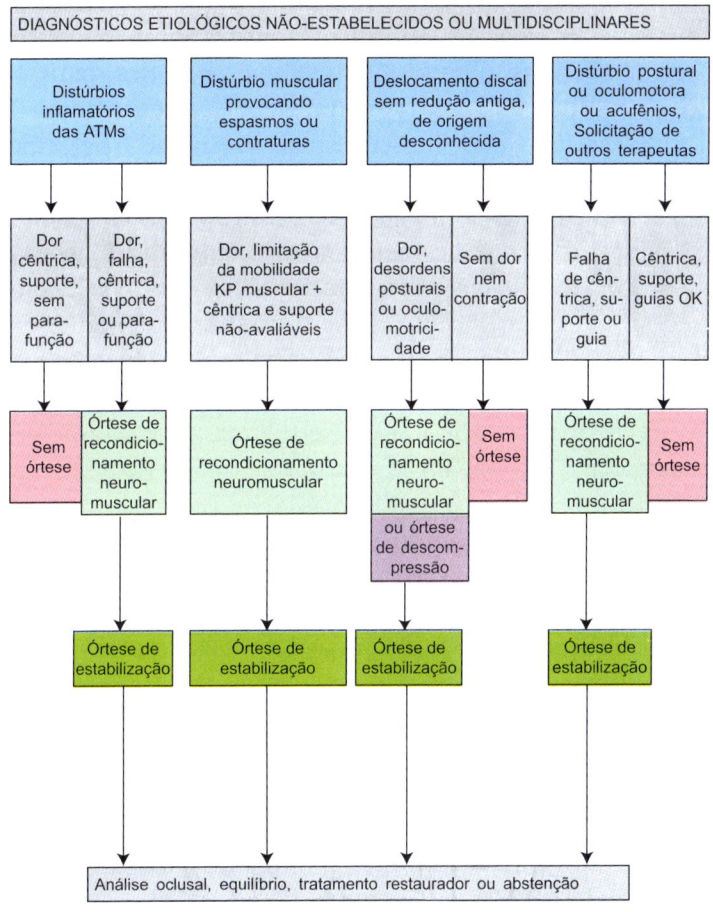

– o efeito placebo, a atitude do odontológo para com a terapêutica realizada ou outros fatores não-específicos dos quais se sabe a importância para o quadro das dores crônicas.

Os contatos dentários, se participam das DTMs, são contatos dinâmicos de deglutição e sobretudo de *mastigação*. Esta, cujos ciclos estão bem descritos [42, 52], é um fenômeno durante o qual as adaptações musculares são muito finas, dizem respeito a um grande número de músculos e permitem a aplicação de forças importantes. Para Mongini [97], "os primeiros movimentos não têm somente a finalidade de moer o bolo alimentar, mas também de posicioná-lo

e, sobretudo, de reunir informações para o sistema nervoso central. Quando as informações são reunidas, então, a mastigação pode continuar normalmente até a máxima intercuspidação. Porém, na presença de uma disfunção, essas informações são alteradas: o envelope funcional pode ficar mais estreito, os movimentos de abertura desviados para um lado, (...) a distribuição dos dados sobre a velocidade e a atividade muscular mais irregulares." Esse tipo de hipótese confere perfeitamente com a de Lauret [67], que explica como os ciclos de mastigação alterados por contatos inadequados resultam em disfunções articulares, especialmente em deslocamento do disco articular. Aliás, é comprovado clinicamente que o restabelecimento de contatos molares, lado mastigatório, durante o ciclo de mastigação pode reduzir instantaneamente um deslocamento discal. As relações dinâmicas que existem entre os contatos oclusais em mastigação e as situações intra-articulares ainda carecem de trabalhos científicos incontestáveis, mas tudo leva a crer que uma parte não-desprezível das DTMs relacionadas à oclusão envolve a mastigação. As conseqüências disso quanto ao uso de órteses dentárias são duas:
– seria interessante ajustar as órteses para que elas restabeleçam contatos oclusais em mastigação compatíveis com a situação das ATMs após a redução dos deslocamentos discais; no momento, porém, não sabemos como fazer isso de maneira segura;
– as novas superfícies oclusais decorrentes do uso da órtese modificam profundamente os ciclos de mastigação, trazendo-lhes perturbações que limitam, por exemplo, o jogo muscular e as forças aplicadas nos níveis dentário e articular; o sucesso das órteses poderia ser atribuído, em parte, à limitação dos comportamentos dinâmicos da mandíbula. Muitos estudos já haviam observado que as forças de compressão são menores sobre as placas [16, 46, 54, 62].

Seguramente, o recurso às órteses dentárias exige competências múltiplas, tais como:
– conhecimento da fisiologia e das patologias do aparelho mastigatório relacionado com o organismo tomado em sua totalidade;
– compreensão das características psicossociais de cada paciente;
– conhecimento profundo em matéria de oclusão.

Quanto ao que nos interessa, devemos admitir, como Valentin[150, 151], que "inúmeras abordagens podem ser coroadas com sucesso sem que, no entanto, o sucesso terapêutico constitua a prova de uma relação de causa e efeito entre o elemento sobre o qual se interferiu e os fenômenos patológicos observados".

Mesmo sabendo que não há consenso na literatura sobre o papel da oclusão na gênese dos distúrbios craniomandibulares, é comum observar que "as condições oclusais desempenham um papel no surgimento das disfunções e das dores mandibulares: elas facilitam, impõem ou impedem certos comportamentos musculoarticulares" [153].

Essa perspectiva, longe de menosprezar a ação que se pode esperar das órteses, convida-nos, ao contrário, a escolher minuciosamente aquela mais adequada ao processo disfuncional diagnosticado e ao paciente em questão. É preciso lembrar aqui que esses dispositivos interoclusais têm duas qualidades insubstituíveis:
– constituem, em geral, uma intervenção não-invasiva;
– e intervêm de maneira transitória e reversível.

DIFERENTES TIPOS DE ÓRTESES

Uma classificação eficaz das órteses deve levar em conta os dois fatores que indicam sua utilização:
– o diagnóstico que as indica e os objetivos estabelecidos;
– sua forma, isto é, o meio de atingir esse objetivo.
A partir desses elementos distinguem-se:
– órteses de recondicionamento neuromuscular, de superfície lisa ou plana, que cubram ou não a arcada em sua totalidade (maxilar ou mandibular). Esses dispositivos não impedem a oclusão e eliminam a interferência das vertentes das cúspides que desviam a mandíbula durante a contração dos músculos mastigatórios. São chamados, às vezes, de placas de liberação oclusal, inibidores da oclusão, desprogramadores musculares ou dispositivos de desengrenamento ou de relaxamento muscular. São capazes de "liberar" a oclusão e se destinam, acima de tudo, a patologias nas quais a expressão muscular é maior;
– órteses de reposicionamento mandibular, que colocam a mandíbula em uma relação precisa com as maxilas. Sua superfície é ondulada e obriga a realização da intercuspidação em uma situação determinada considerada como terapêutica. São usadas para alterar as estruturas articulares em uma situação fisiológica ou assintomática;
– outras órteses comumente usadas em odontologia são a órtese de estabilização, a órtese de proteção noturna e a órtese visando ao avanço da mandíbula.

2

Órteses de recondicionamento neuromuscular

Esses dispositivos apresentam múltiplas indicações a partir do momento em que o exame clínico evidencia:
- contraturas por imobilização, distúrbios musculares ou musculoarticulares, limitações da mobilidade mandibular ou impossibilidade de relaxar os músculos mastigatórios;
- dores orofaciais sem causa conhecida e que fogem aos diagnósticos tradicionais;
- alterações das relações de oclusão, especialmente se há diferença entre os contatos observados em máxima intercuspidação oclusal e em relação cêntrica, associadas a comportamentos disfuncionais do aparelho mastigatório;
- sinais parafuncionais, tais como abrasões ou deslocamentos dentários aberrantes, enquanto um tratamento restaurador está sendo realizado.

Faz-se uso, portanto, regularmente, desses dispositivos nos tratamentos ortodônticos, periodontais e protéticos.

O papel desses dispositivos na atividade neuromuscular não é perfeitamente conhecido ainda, mas poderia ser resumido da seguinte maneira:
- eliminam as maloclusões, que impedem o estabelecimento da intercuspidação existente;
- aumentam a dimensão vertical;
- modificam e redistribuem as informações proprioceptivas dos ligamentos periodontais, o que modifica os circuitos eferentes e elimina as contrações musculares.

Distinguem-se as placas propriamente ditas (placas oclusais de Ramfjord e Ash, placa evolutiva) das demais órteses de recondicionamento neuromuscular (placa de mordida miorrelaxante, guia anterior e sistemas de ponto central de apoio).

PLACAS DE RECONDICIONAMENTO NEUROMUSCULAR

Tais placas são aparelhos em resina acrílica lisa, de preferência transparente e freqüentemente dura, cobrindo a superfície oclusal de toda uma arcada, seja maxilar ou mandibular.

As indicações dessas placas são de duas ordens:
- obter o recondicionamento neuromuscular, que permitirá definir uma relação maxilomandibular de referência assintomática. Como já salientamos, a utilização desse dispositivo para fins diagnósticos é perfeitamente normal, seja em uma fase pré-protética (verdadeiro teste terapêutico), seja em uma etapa ortodôntica;
- proteger os dentes de um desgaste excessivo relacionado às parafunções não-controláveis.

Esses dispositivos interoclusais são, pois, com freqüência utilizados, sobretudo por não existirem contra-indicações, já que, estando as arcadas inteiramente recobertas, não há risco de alteração na oclusão dentária.

Historicamente, depois do auto-reposicionador mandibular de Shore [135], que pode ser considerado uma placa, foram os trabalhos de Ramfjord e Ash [116] que divulgaram esses dispositivos interoclusais a partir de 1960. É possível distinguir vários tipos de placas de recondicionamento neuromuscular, todas mais ou menos semelhantes à placa de Ramfjord e Ash, que pode ser maxilar ou mandibular, sempre lisa, e que servirá de modelo de descrição. Como esses autores trabalham da Universidade de Michigan, a placa criada por eles é também chamada de "placa Michigan". É a órtese mais utilizada atualmente, mais bem-descrita e que serve de referência para numerosos estudos comparativos.

Esses dispositivos podem ser elaborados de acordo com dois métodos distintos, conforme o cirurgião-dentista prefira, isto é, utilizar uma placa para ser moldada na boca ou receber do laboratório uma placa pronta para uso.

Nos dois casos, pode-se confeccionar esses dispositivos oclusais:
- em resina acrílica (monômero saturado de polímero) termopolimerizada sob pressão;
- a partir de uma placa termoformada, da qual se ajusta *a posteriori* a face oclusal com acréscimo de resina autopolimerizável. Contudo, comenta-

remos também sobre as placas termoformadas macias, cuja face oclusal não é regulada.

Placa maxilar de Ramfjord e Ash ajustada na boca

É um tipo de dispositivo que não exige impressão da arcada antagonista nem registro das relações intermaxilares; destina-se sobretudo às situações de abertura limitada da boca, para as quais é muito difícil registrar uma relação intermaxilar de referência. O ganho de tempo inicial se perde com os ajustes da colocação da placa.

Trabalho de laboratório

A placa é colocada sobre o modelo em Gesso Pedra proveniente da impressão. O uso do articulador é inútil.

É preciso, em primeiro lugar, traçar os limites da placa no modelo (Figura 2.1). Do lado palatino, a placa oclusal deve apoiar-se nas zonas de Schröder, mas não recobrir inteiramente o palato mole. Em geral, o limite do palato mole fica situado a 7 ou 8 mm dos colos. A placa deve englobar os dentes do siso se estes estiverem presentes e em posição normal. Se eles forem ectópicos ou estiverem em desinclusão, a placa não precisa cobri-los; se houver extrusão dentária, ou seja, ausência de antagonistas, impedindo a utilização da órtese em boas condições, esses dentes devem ser extraídos antes da colocação do

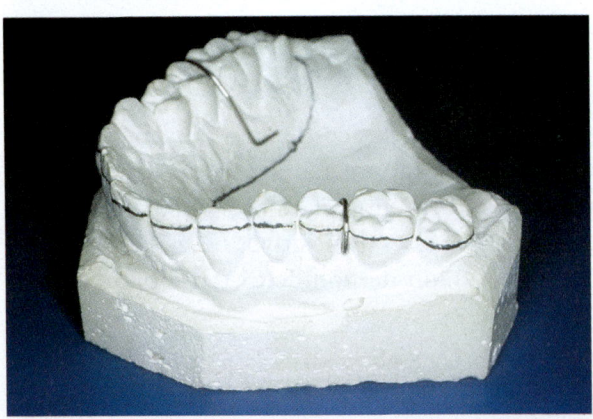

FIGURA 2.1 Limites da placa maxilar e eventuais grampos em forma de U.

dispositivo. No caso de ausência de dentes cuspidados, acrescentam-se bandas de resina na placa para compensar a ausência dentária. Do lado vestibular, a placa deve recobrir aproximadamente um terço oclusal das faces vestibulares ou, às vezes, mais.

Na maior parte dos casos, a retenção da placa nos dentes é obtida pelo recobrimento vestibular sem que seja preciso recorrer a grampos. Com freqüência, isso é possível com um recobrimento que alcance o nível dos pontos de contatos interdentários. Esse dado deve ser adaptado em função da morfologia dos dentes de cada paciente: a retenção e a estabilidade da placa são garantidas por meio de um pequeno recobrimento vestibular para arcadas de dentes grandes, ao passo que, em caso de dentes curtos ou desgastados, é preciso, às vezes, acrescentar grampos. Estes são dois grampos-bola *cavaliers* (fio 0,8), que são colocados geralmente entre o segundo pré-molar e o primeiro molar. O inconveniente dos grampos deve-se em parte à forma de U (*cavalier*), que pode prejudicar ou impedir o equilíbrio oclusal da placa. De qualquer maneira, a retenção da placa é um problema delicado que deve ser bem resolvido. Na verdade, uma adaptação vestibular precisa, limitada em altura e que evite se infiltrar nos pontos de contato é o melhor meio de retenção da placa. A situação correta do limite vestibular da placa é, portanto, mais importante, e constitui a única dificuldade de realização. Alguns protesistas dentários recobrem sistematicamente os espaços interdentários com cera. Com exceção dos casos de dentes com doenças periodontais e que apresentam grandes bolsas periodontais nos pontos de contatos interdentários, não há motivo para proceder de outra maneira. Em geral, basta colocar a cera nas pequenas regiões de tártaro palatino, quando existem, e, caso necessário, retificá-las com um instrumento montado no paralelizador. A utilização de um verniz normalmente é suficiente para impedir e limitar as bolsas periodontais de desgastes normais.

Uma máscara de cera tipo Modling Wax® é obtida com a aplicação de uma folha de cera aquecida sobre o modelo. Então, a cera é recortada, moldando a placa que se vê sob a cera (Figuras 2.2 e 2.3). Depois, a máscara é unida nos limites do modelo de trabalho, fundindo a cera com uma espátula muito quente. O limite palatino da máscara não é unido, apenas aplicado de modo que conserve a espessura uniforme da folha de cera como modelo de espessura para a placa.

A placa é feita completando o espaço deixado livre pela máscara de cera com resina autopolimerizante tipo Orthocryl®. Uma gota de monômero, colocada diretamente sobre o modelo com um conta-gotas, é saturada com pó. A operação é seguida até a obtenção de um volume de resina homogênea de

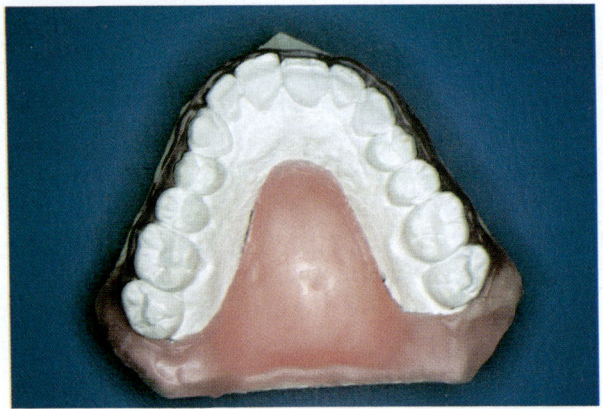
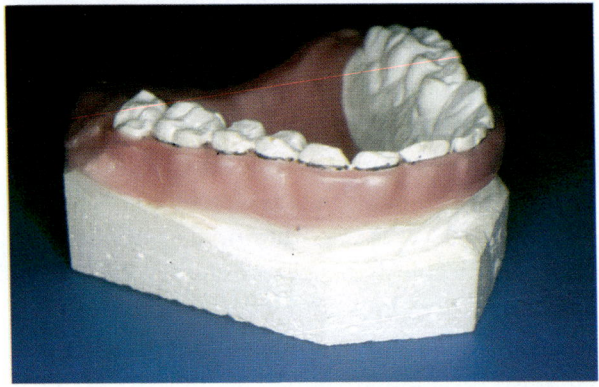

FIGURA 2.2
FIGURA 2.3 Máscara de cera recortada nas dimensões da placa.

espessura regular em toda a superfície reservada à placa, de aproximadamente 1 a 2 mm (Figura 2.4). Acrescenta-se mais um pouco de resina nas regiões caninas, de forma a criar guias caninas em excesso, deixando ao protesista o acabamento definitivo dos ajustes clínicos em seu nível (Figura 2.5). O modelo de trabalho é então colocado em um polimerizador com água quente.

Após a polimerização da resina, o modelo e a placa são limpos com um aparelho de jato a vapor. São retiradas as arestas da placa e ela é ajustada de modo que apresente uma superfície oclusal lisa e polida. Do lado palatino, as bordas da placa devem ser biseladas a fim de ficarem praticamente imperceptíveis pela língua. A órtese não visa a estabelecer uma relação com os dentes antagonistas.

Ajustes na boca

Os princípios de adaptação e de equilíbrio bem-definidos devem ser respeitados.

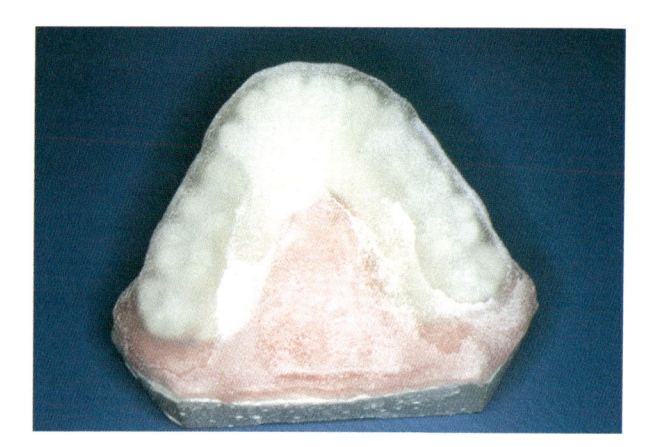

FIGURA 2.4 Confecção da placa por saturação do monômero pelo polímero da resina.

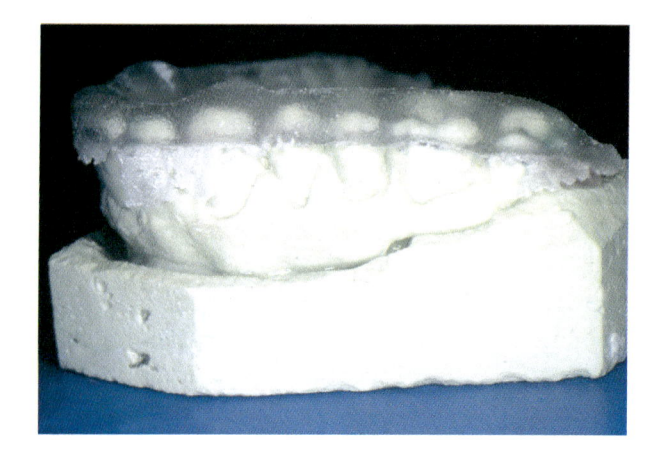

FIGURA 2.5 Acréscimo de resina em excesso no nível das futuras guias caninas.

Verifica-se, de início, se a placa se adapta firmemente, mas sem dificuldade, na arcada maxilar. Não deve haver báscula ou afundamento parcial do dispositivo. Se isso acontecer, e caso não se perceba de imediato uma pequena falha de laboratório que explique o fenômeno e se o aparelho puder ser facilmente consertado, ele deve ser refeito. A experiência mostra, de fato, que as tentativas de reembasamento na boca muito raramente obtêm sucesso.

Estando a placa corretamente adaptada à arcada maxilar, a primeira etapa consiste em buscar estabelecer contatos simultâneos de todos os dentes mandibulares sobre ela, em uma posição mandibular mais próxima possível da relação cêntrica. Evidentemente, e contanto que o protesista, por manipulação, não consiga colocar a mandíbula em relação cêntrica, é preciso considerar que a máxima intercuspidação apresentada pelo paciente, apesar da presença da placa, é perturbada por dores e/ou disfunções que levaram à prescrição do dispositivo. Os pontos de contatos dos dentes mandibulares na órtese são marcados com um papel carbonado de espessura variável, vermelho ou azul, de 40 a 100 µm, obtidos com a pinça de Miller. A placa é corrigida com uma fresa para resina larga, em carbureto de tungstênio de grandes lados, obtido com uma peça de mão, de tal modo que as marcas do papel carbonado sejam apagadas sem criar ondulações na placa. Em geral, os primeiros pontos aparecem no nível dos dentes mais distais na arcada; com as retificações sucessivas, pontos de contato são estabelecidos por todos os dentes em máxima intercuspidação, se a relação cêntrica não é acessível.

Desse modo, procura-se então fazer com que todos esses contatos ocorram de modo simultâneo, se possível, sobre todas as cúspides suportes vestibulares mandibulares (considerando as eventuais malposições), bem como sobre as bordas livres incisivo-caninas. É preciso salientar que a superfície oclusal da placa deve permanecer lisa, isto é, não-talhada (Figuras 2.6 a 2.8).

A etapa seguinte consiste em ajustar a morfologia dos dentes caninos para guiar os movimentos horizontais. Com um papel carbonado de cor diferente, colocado entre as arcadas, solicita-se ao paciente que realize deslocamentos laterais da mandíbula. Os traços observados devem referir-se somente aos caninos do lado do deslocamento. Todas as outras marcas decorrentes do movimento são apagadas até a obtenção de uma guia canina clara de cada lado, com exceção de qualquer outro contato posterior, tanto durante os movimentos centrífugos quanto centrípetos, se puderem ser executados. Ainda assim, a face oclusal da placa deve permanecer lisa (Figura 2.9).

Os contatos em propulsão são então ajustados. Da mesma forma, um papel carbonado é colocado na região anterior, enquanto o paciente é solicitado a efetuar movimentos de propulsão-incisão. Considera-se aceitável que os dentes incisivos e os caninos possam participar na guia mandibular (Figura 2.10).

A placa está, portanto, corretamente ajustada quando há:
– contatos simultâneos em todos os dentes em máxima intercuspidação;
– guias caninas nos movimentos laterais com desoclusão posterior;
– uma desoclusão posterior quando em propulsão;
– uma morfologia oclusal inteiramente lisa.

Isso se traduz na superfície oclusal da órtese por marcas em papel carbonado sob a forma de pontos para cada cúspide vestibular mandibular e pelas bordas livres dos dentes incisivos. Deve-se ler também os trajetos no nível dos caninos, que marcam seus deslocamentos (Figuras 2.11 e 2.12). Os trajetos podem ocorrer também no nível dos incisivos em propulsão.

ÓRTESES DENTÁRIAS NA PRÁTICA CLÍNICA

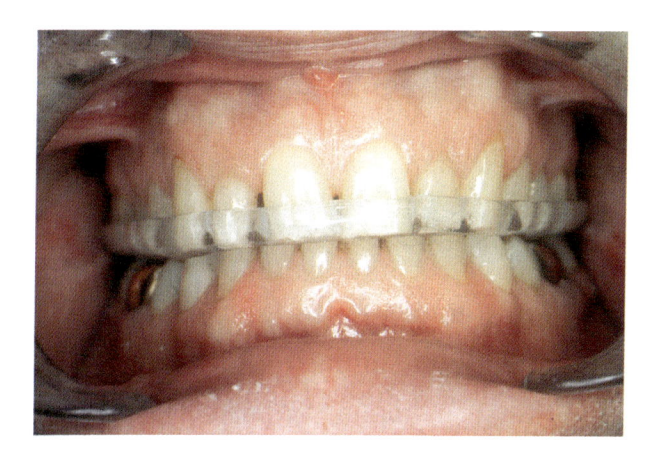

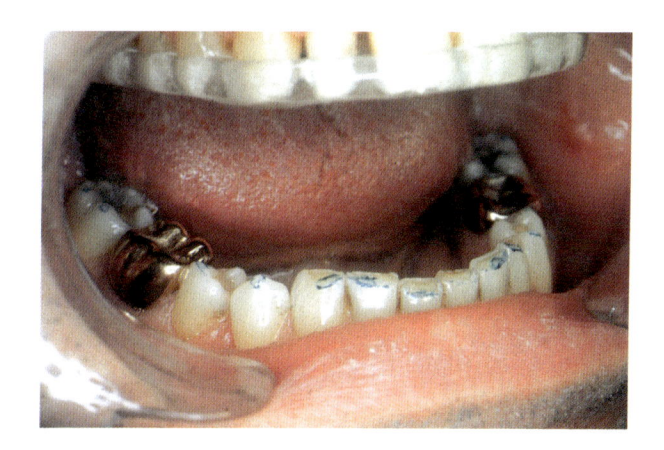

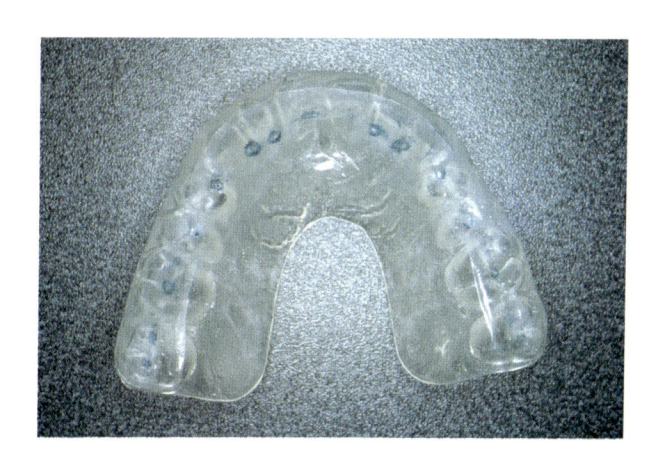

FIGURA 2.6
FIGURA 2.7
FIGURA 2.8 Ajuste da placa na boca: contatos simultâneos em todas as cúspides de suporte em máxima intercuspidação.

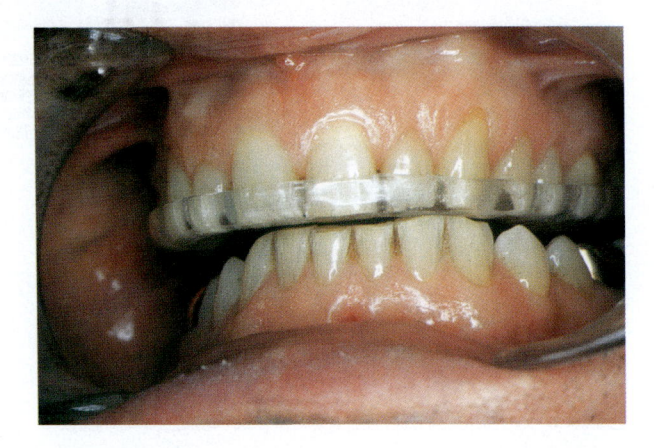

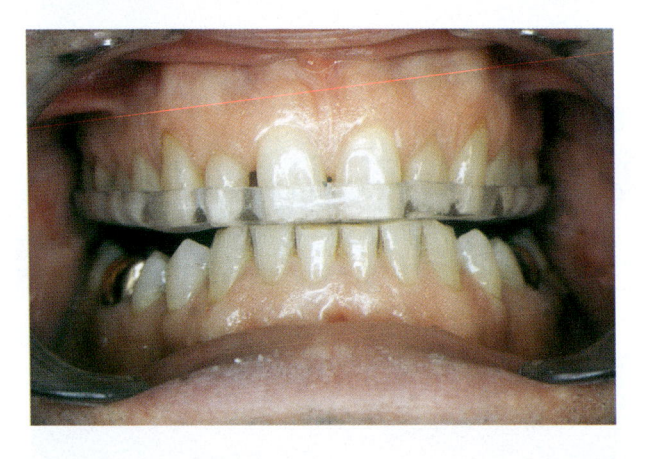

FIGURA 2.9
FIGURA 2.10 Ajuste da placa nos movimentos laterais e de propulsão: desoclusão posterior por função canina e pela guia anterior.

Esse equilíbrio deve ser antecipado ou deve ser feito no laboratório, de modo a limitar o trabalho no consultório, sobretudo para evitar o desgaste de resina em superespessura. Uma espessura da face oclusal da órtese de 1 mm é suficiente.

Placa maxilar ou mandibular de Ramfjord e Ash equilibrada sobre o articulador e pronta para ser usada

O cirurgião-dentista envia ao laboratório os modelos montados em articulador semi-ajustável, com ou sem dupla base desmontável, ou as impressões da maxila/mandíbula e um bom registro da relação cêntrica (Figura 2.13). É recomendável

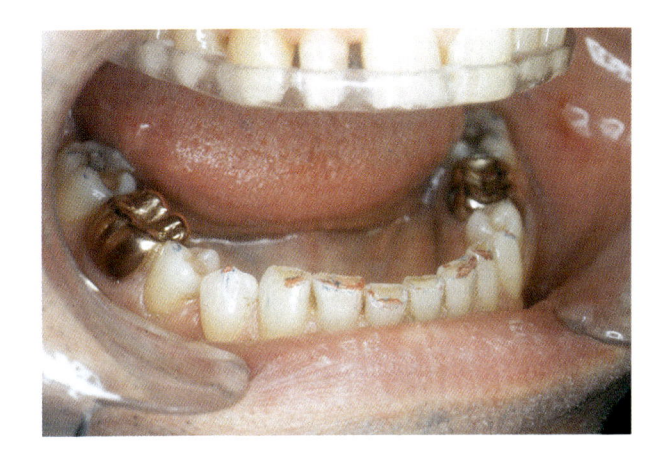

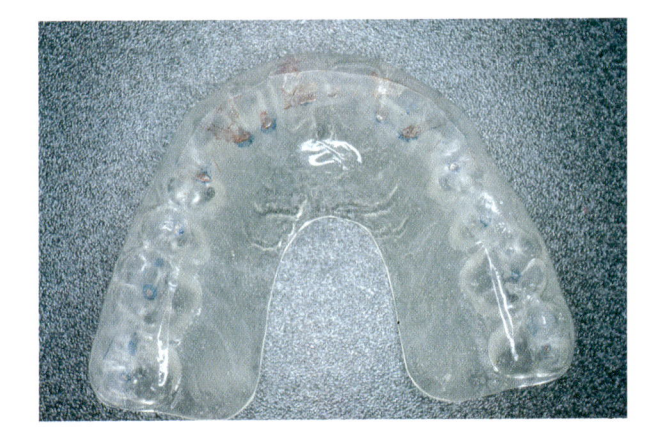

FIGURA 2.11
FIGURA 2.12 Comprovação do contato entre os dentes e a placa, em relação de máxima intercuspidação e nos movimentos laterais (marcas vermelhas).

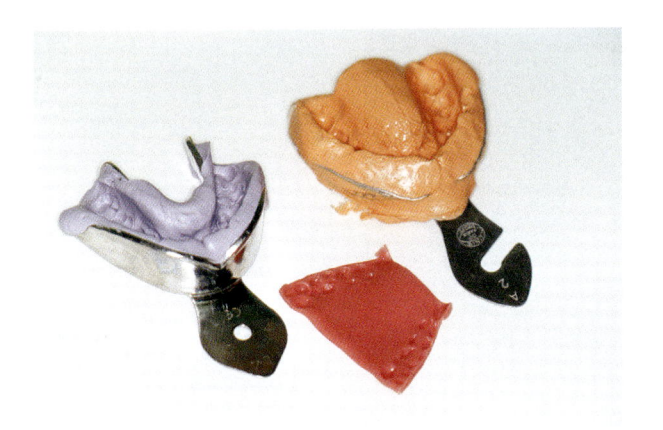

FIGURA 2.13 Impressões e registros das relações intermaxilares.

realizar a impressão do maxilar, no qual a órtese será colocada em elastômero, de modo que se possa duplicar o modelo. Um modelo serve para a fabricação da placa, sendo feito o segundo em articulador (Figura 2.14). Para a fabricação da órtese, o articulador é programado segundo valores médios (0 ou 15º de Bennett e 40º de inclinação condilar), a menos que o odontólogo atribua valores particulares.

Limites da placa

Esses limites são traçados segundo os mesmos princípios, mas com uma caneta de feltro fina que deixa uma marca na cera aplicada. Uma folha de cera Moyco Beauty Pink X hard® é aquecida em um banho de termostato de 52ºC, dobrada em duas e aplicada firmemente no modelo. Estando os limites traçados inscritos no intradorso da lâmina de cera, esta é recortada com a espátula quente após ter sido retirada do modelo (Figura 2.15). A maquete obtida da placa em cera é levemente aquecida no banho a 52ºC, e depois reaplicada sobre o modelo, a fim de aperfeiçoar a adaptação e verificar sua retenção.

Equilíbrio da maquete da placa

É feito sobre o articulador. Depois de as superfícies oclusais serem aquecidas cuidadosamente com a lâmpada de Hanau®, o articulador é fechado, sem muita pressão, com a maquete no lugar, de modo que se possa observar o estabelecimento dos contatos oclusais até que eles sejam obtidos em todos os dentes da arcada (Figura 2.16). Os contatos são realizados por meio do reaquecimento

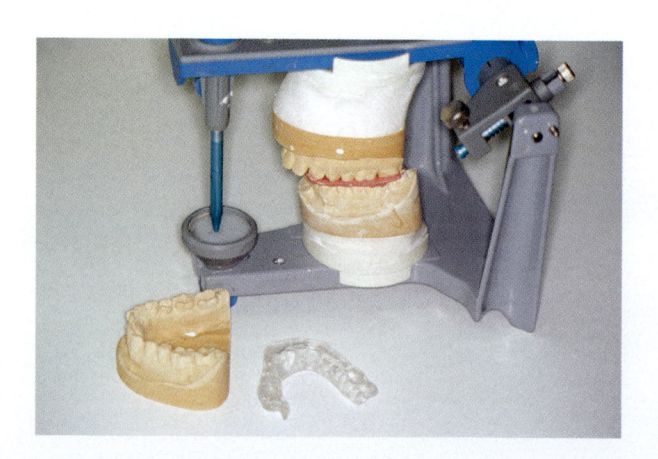

FIGURA 2.14 Montagem dos modelos em articulador. Modelo duplo para a confecção da placa.

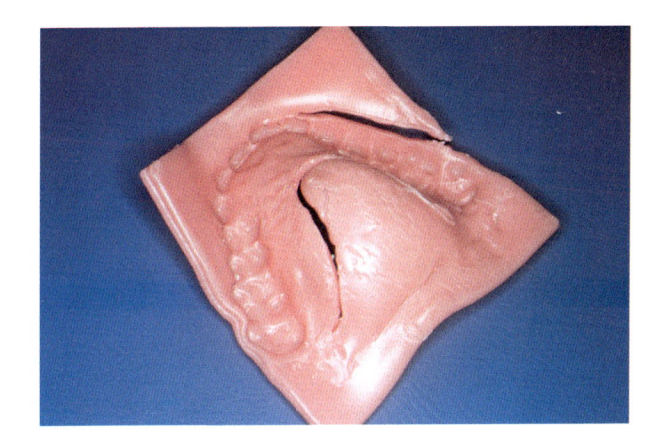

FIGURA 2.15 Recorte da maquete em cera nos limites da placa.

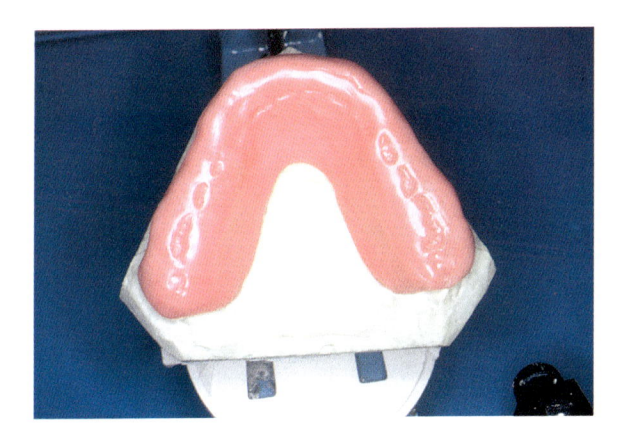

FIGURA 2.16 Ajuste em articulador da morfologia oclusal da maquete.

da placa e com o fechamento cada vez maior do articulador, afinando a espessura da cera, sem nunca, no entanto, chegar a perfurá-la.

Uma vez obtidos os contatos cêntricos, a placa é equilibrada de forma que seja possível estabelecer os contatos cinéticos. Isso é feito através de movimentos de lateralidade e de propulsão nos modelos montados em articulador. A utilização de papel carbonado possibilita situar as zonas da placa em cera que devem ser espessadas ou desbastadas (Figura 2.17). O equilíbrio da placa em articulador segue os mesmos critérios dos descritos para ajuste na boca (Figuras 2.18 e 2.19).

Acabamento da placa

Alisa-se a placa, mas sem deixá-la com reentrâncias, eliminando somente os volumes supérfluos, e depois verifica-se a sua adaptação. Em seguida, é coloca-

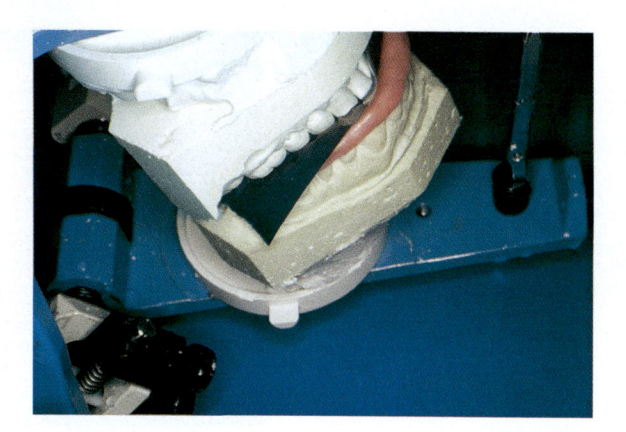

FIGURA 2.17 Utilização do papel para registrar os impactos oclusais sobre a maquete.

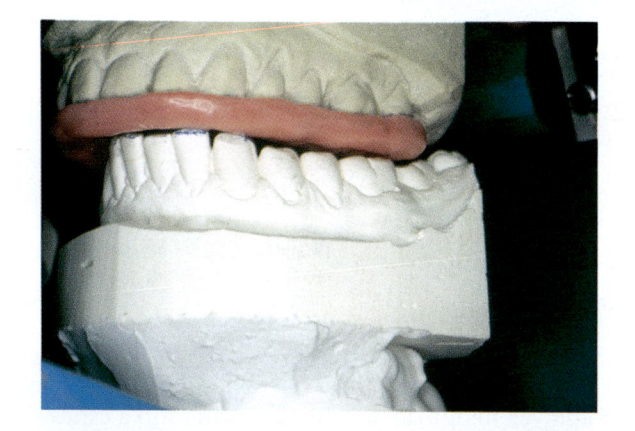

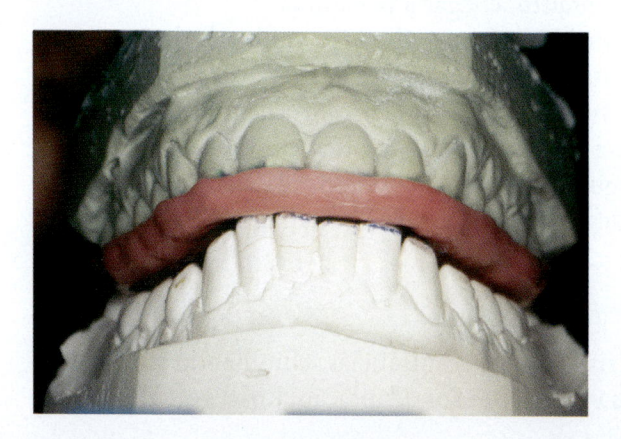

FIGURA 2.18
FIGURA 2.19 Ajustes da maquete nos movimentos horizontais.

da na mufla sobre o modelo (Figura 2.20) com ou sem injetor. Utiliza-se uma resina transparente, de preferência, para limitar o prejuízo estético da porção vestibular. Depois de tirar da mufla, a placa é desgastada e polida.

É preciso observar que, embora ela seja confeccionada em articulador semiajustável, é prudente verificar na boca a adaptação oclusal da placa vinda do laboratório. Com efeito, já salientamos que as relações maxilomandibulares dos pacientes com disfunções temporomandibulares são levadas a variações e que, nesse sentido, a relação dos modelos reproduzidos no laboratório pode ser diferente da relação verificada na boca no dia da colocação do dispositivo. De qualquer forma, é preciso cuidar para que se obtenha na boca os princípios de equilíbrio mencionados e, caso necessário, corrigir a superfície oclusal da placa fornecida pelo laboratório. Uma atenção particular é dada aos contatos caninos, a fim de que ocorram tal como foram definidos, sabendo-se que o mais importante é organizar corretamente as desoclusões posteriores desde o início dos movimentos horizontais (Figura 2.21).

Órteses termoformadas

Os mesmos dispositivos podem ser elaborados a partir de placas termoformadas [54]. A empresa Bisico, por exemplo, oferece placas transparentes, rígidas, de diferentes espessuras (0,5, 1,5, 2 e 2,6 mm), amolecidas no calor e moldadas no modelo de trabalho por meio de uma bomba a vácuo, que faz parte da máquina de termoformar (Figuras 2.22 a 2.25).

Depois de esfriada, pode-se adaptar a face oclusal da placa acrescentando a ela resina auto ou fotopolimerizável, que irá aderir ao material de base. Isso

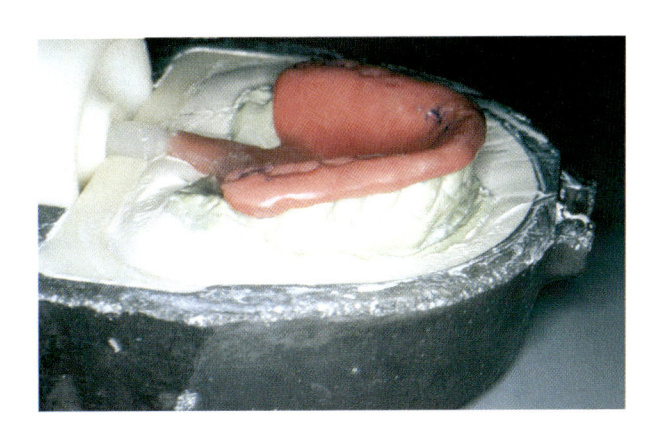

FIGURA 2.20 Colocação da maquete da placa na mufla.

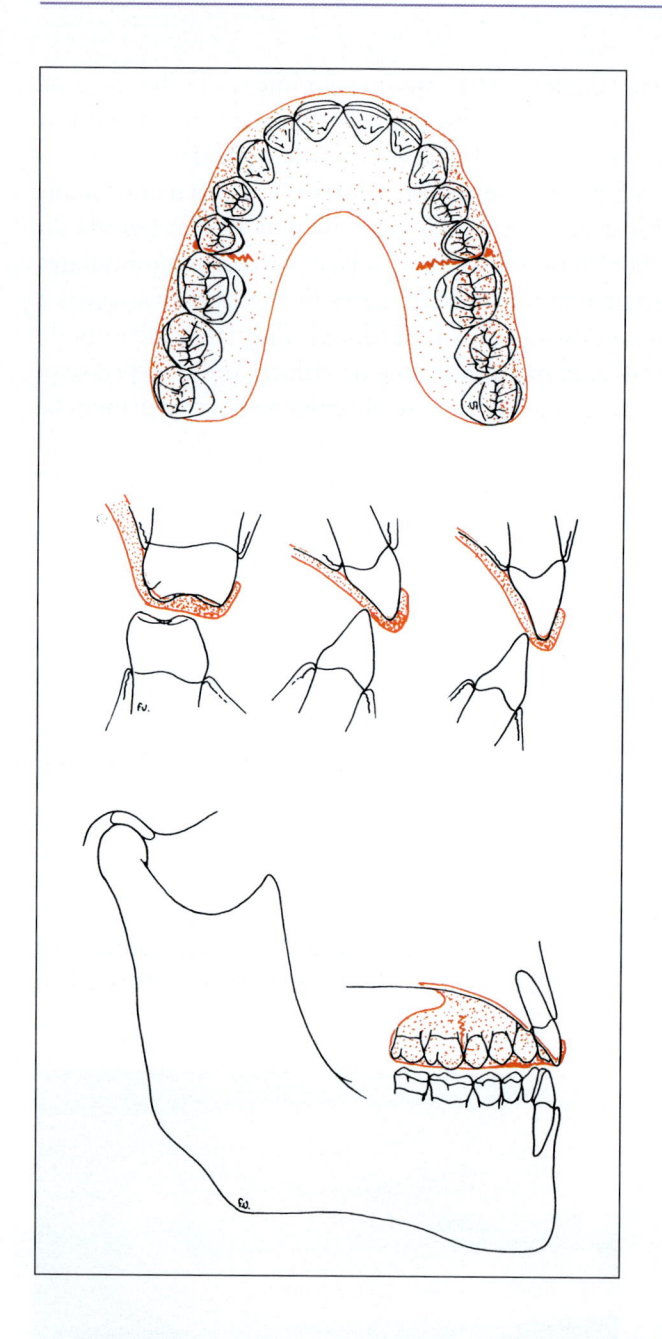

FIGURA 2.21 Placa maxilar e recondicionamento neuromuscular.

pode ser feito diretamente na boca ou no laboratório, em articulador, respeitando-se os princípios de equilíbrio já descritos. Essas placas são realizadas com maior facilidade e rapidez, podendo, aliás, ser confeccionadas no consul-

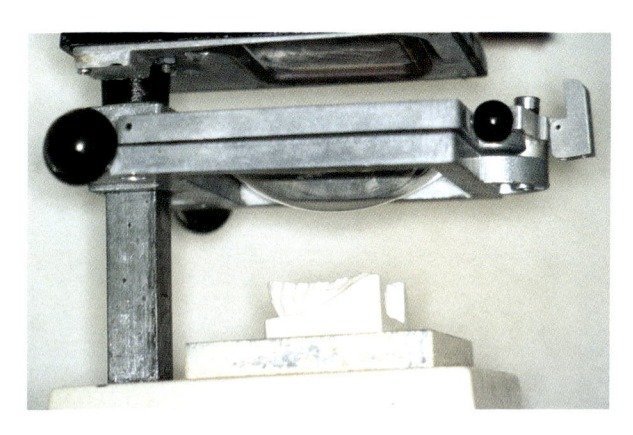

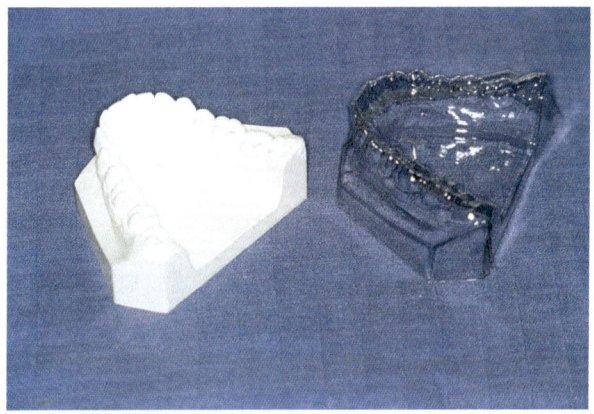

FIGURA 2.22
FIGURA 2.23 Termoformação de uma placa antes do recorte.

tório, se este possuir o equipamento mencionado. Elas apresentam, na nossa opinião, dois inconvenientes: por um lado, não alcançam uma retenção sobre a arcada comparável àquela obtida por termopolimerização sob pressão ao calor e, por outro, a resina utilizada na face oclusal não tem qualidade suficiente para resistir por vários meses na boca. Além disso, essas órteses são descritas como menos confortáveis por parte dos pacientes.

Placa mandibular de Ramfjord e Ash

Uma placa mandibular pode ser confeccionada de acordo com as mesmas regras da placa maxilar, respeitando-se os princípios de equilíbrio na boca (Figuras 2.26 a 2.29). Às vezes, porém, os dispositivos fornecidos pelo laboratório

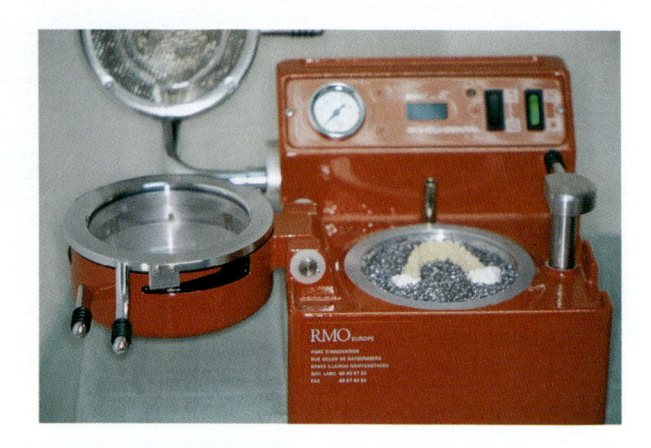

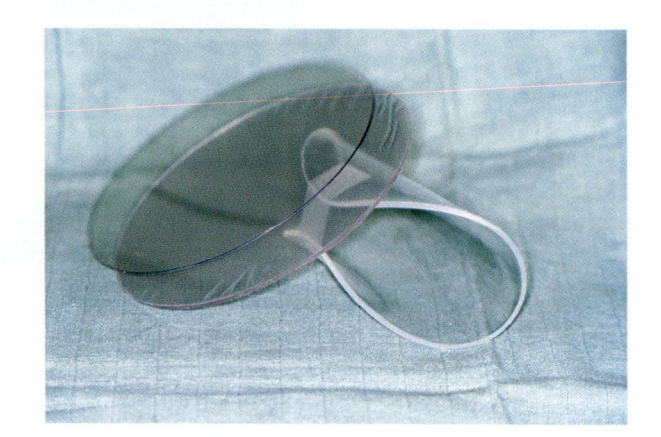

FIGURA 2.24
FIGURA 2.25 Termoformação de placas flexíveis para dispositivos flexíveis.

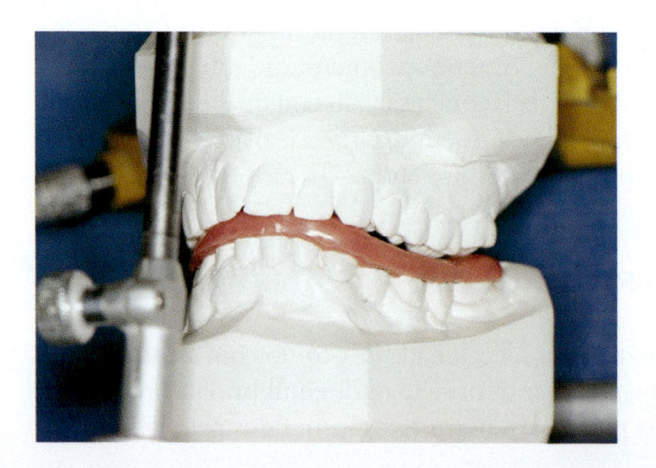

FIGURA 2.26 Maquete de placa mandibular em máxima intercuspidação em articulador.

ÓRTESES DENTÁRIAS NA PRÁTICA CLÍNICA **49**

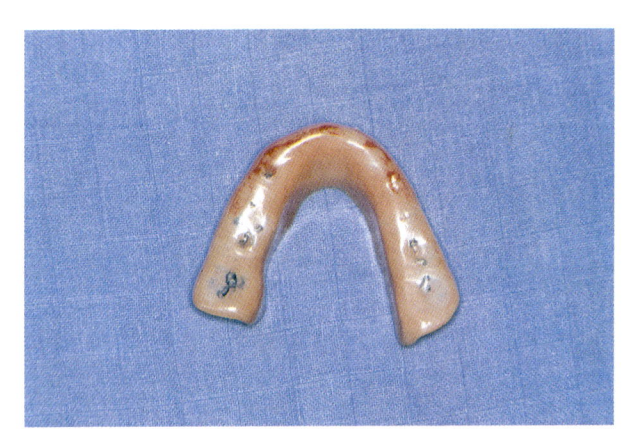

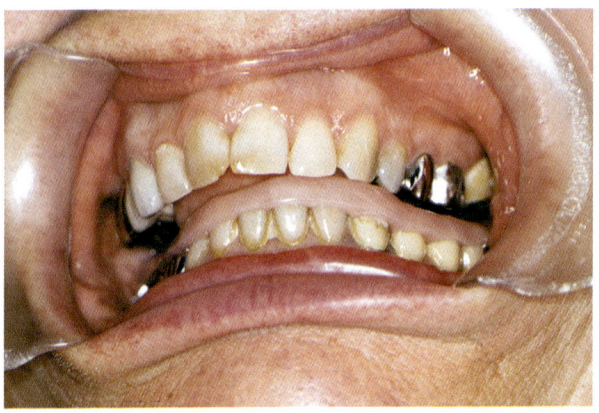

FIGURA 2.27
FIGURA 2.28 Placa mandibular antes do equilíbrio final em articulador. Todas as reentrâncias ainda visíveis devem ser aplanadas. Guia canina na placa confeccionada em boca.

não apresentam a espessura canina suficiente para guiar os movimentos laterais, seja no caso de uma placa maxilar ou no caso de uma placa mandibular. Em certos casos, apesar do registro inicial das relações intermaxilares, é o conjunto da superfície oclusal que deve ser retrabalhado, por acréscimo e, depois, ajuste com resina autopolimerizável (Figuras 2.30 a 2.36). Assim, o protesista deve cuidar para criar superespessuras caninas indispensáveis à cêntrica, ao suporte e à guia mandibular. A morfologia é regulada pelos movimentos mandibulares antes de ser adaptada finalmente na boca. Assim como para a placa maxilar, é fundamental também nesse caso que os suportes caninos sejam equilibrados em RC (ou RC aproximada, considerando as desordens iniciais) e nos movimentos laterais. Após o ajuste, as marcas coloridas na placa visam às mesmas relações de oclusão de máxima intercuspidação, de lateralidade e de propulsão observadas na placa maxilar, lembrando que somente os pontos de apoio

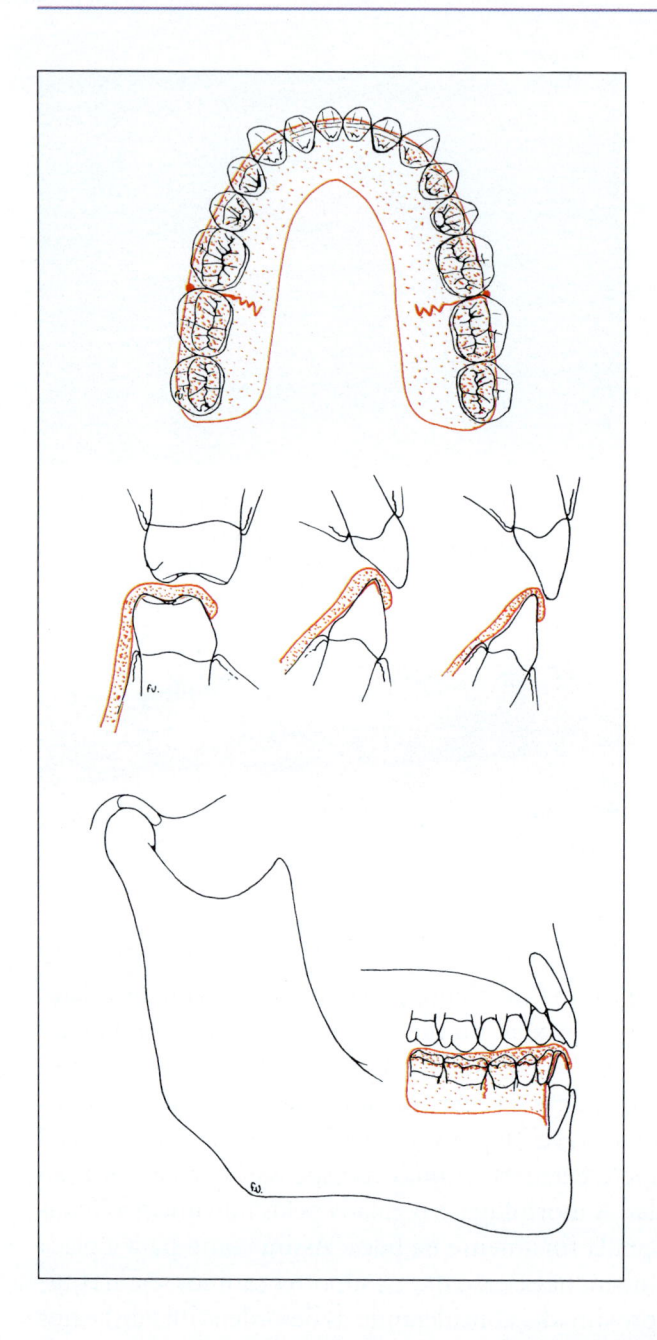

FIGURA 2.29 Placa mandibular de recondicionamento neuromuscular.

das cúspides de suporte (palatinas e maxilares) devem ser conservados (Figura 2.37). Essa placa mandibular pode evidentemente ser elaborada a partir de uma placa termoformada.

ÓRTESES DENTÁRIAS NA PRÁTICA CLÍNICA 51

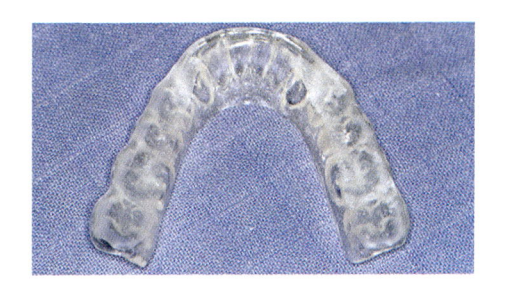

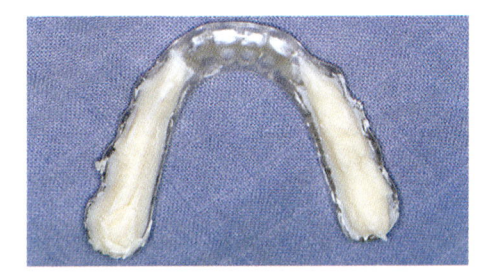

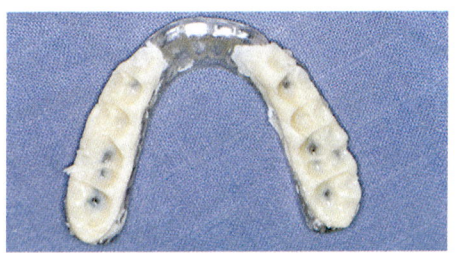

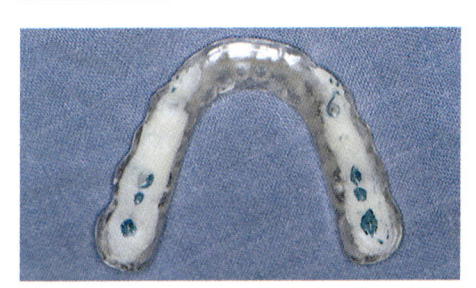

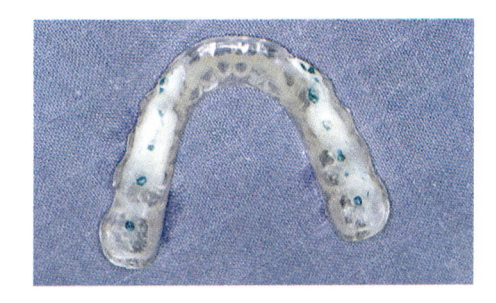

FIGURA 2.30
FIGURA 2.31
FIGURA 2.32
FIGURA 2.33
FIGURA 2.34 Ajustes importantes devem ser feitos (em geral, no caso dos dispositivos confeccionados em articulador); é preferível preencher toda a face oclusal, acrescentando resina autopolimerizável, levada ainda macia à boca. Após a polimerização, na posição mandibular de referência, os excessos são eliminados progressivamente até a obtenção de uma superfície lisa e sem reentrâncias.

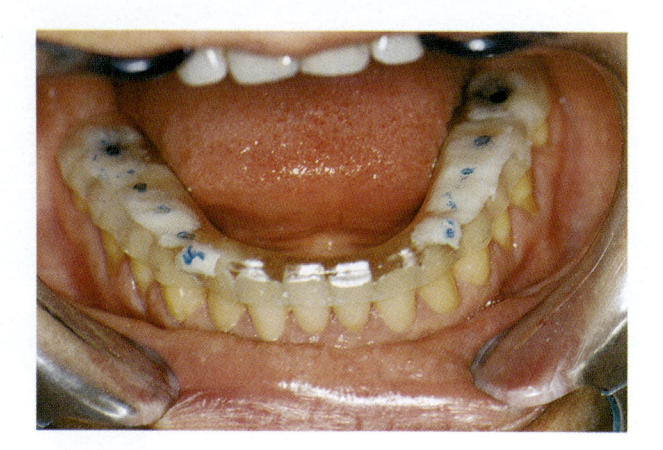

FIGURA 2.35 Contatos de todas as cúspides de suporte, em fechamento, obtidas na placa.

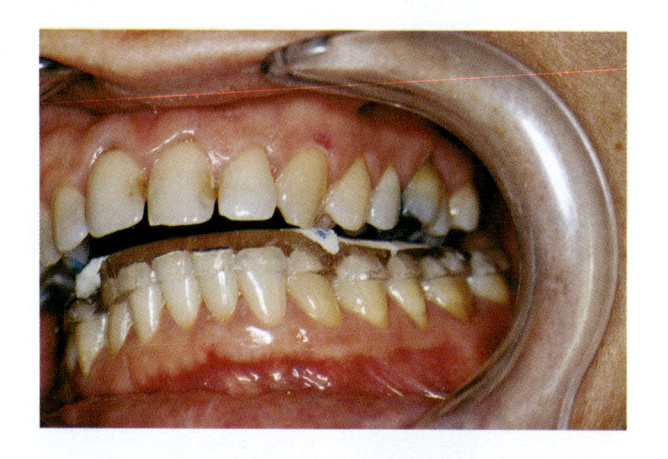

FIGURA 2.36 Controle das superespessuras caninas permitindo a desoclusão posterior.

FIGURA 2.37 Contatos dentários na placa mandibular em máxima intercuspidação e durante os movimentos laterais com papéis carbonados. As marcas azuis de impacto das cúspides vestibulares maxilares devem ser ainda eliminadas para a obtenção de um equilíbrio perfeito.

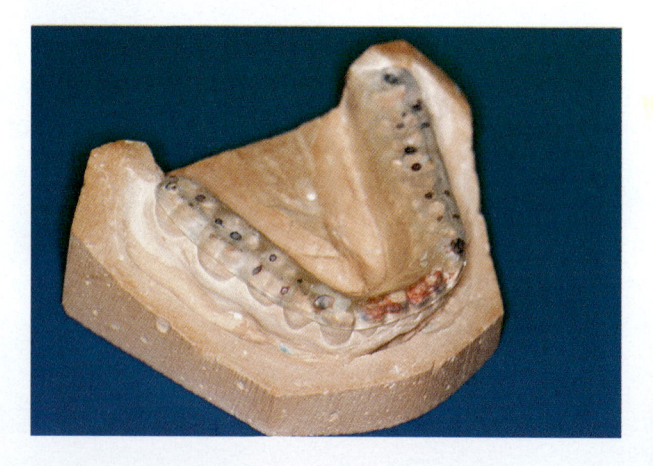

Placa maxilar ou mandibular?

Diferentes argumentos, às vezes contraditórios, são utilizados para defender-se o uso de uma placa maxilar em detrimento de uma mandibular, ou inversamente. Dois argumentos de ordem fisiológica podem ser discutidos.

Para Rozencweig [120], que se apóia no estudo de Greene e Laskin [48], o fato de se empregar uma placa palatina provocaria um abaixamento do reflexo da língua para restituir um espaço de Donders, o que agiria para a interrupção dos hábitos nocivos parafuncionais e inconscientes. Além disso, os ajustes das guias ântero-laterais são mais difíceis em uma placa mandibular quando há uma grande diferença das bases esqueléticas (classe II-1 com grande sobremordida e classe II-2 com sobremordida profunda) (Figuras 2.38 a 2.42).

Para outros autores [33, 107, 137], ao contrário, hoje admite-se que uma placa mandibular perturba menos o jogo funcional da língua, além de permitir a conservação da informação proprioceptiva dos dentes ântero-maxilares e ser menos incômoda nos planos fonético e estético. Ademais, contrariamente a uma placa maxilar, que pode reduzir o jogo eventual da sutura intermaxilar, a placa mandibular não poderia prejudicar os equilíbrios osteopáticos. Nessa óptica, somente as órteses mandibulares poderiam ser utilizadas [24]. É importante considerar também os desdentamentos das arcadas em questão, tendo em vista que é mais prejudicial preparar a órtese para a arcada que apresenta maior número de dentes ausentes. Dentes de prótese removível podem, aliás, ser acrescentados na placa por razões estéticas.

Para nós, nem o aspecto fonético, nem as preocupações de ordem estética contariam de forma definitiva para uma situação maxilar ou mandibular. Nos dois casos, uma placa corretamente realizada e adaptada será admitida por um paciente convenientemente informado. Na prática, a menos que o paciente tenha uma exigência particular, o odontólogo utiliza a placa da qual domina mais facilmente o equilíbrio.

Maxilar ou mandibular, o importante é que, acima de tudo, a placa lisa seja confortável, corretamente equilibrada no momento de sua colocação e que permita, posteriormente, realizar sem dificuldades os ajustes. Ressaltamos, por fim, que as placas podem ser confeccionadas para certos tipos de desdentados (Figura 2.43).

Placa dura ou flexível?

A placa original de Ramfjord e Ash foi proposta em resina dura. De fato, esses autores pensavam que placas em resina mole poderiam acarretar uma mastiga-

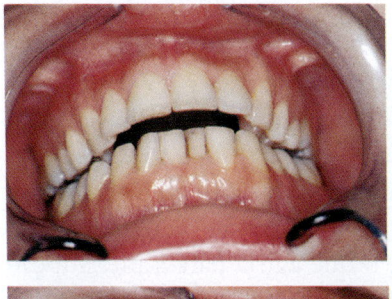

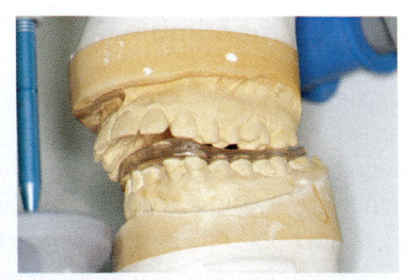

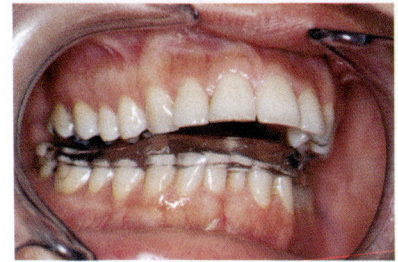

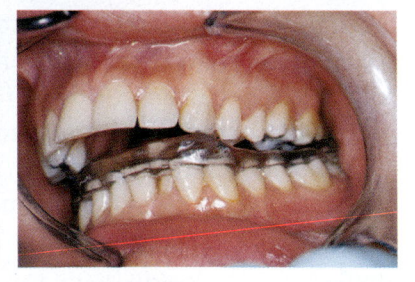

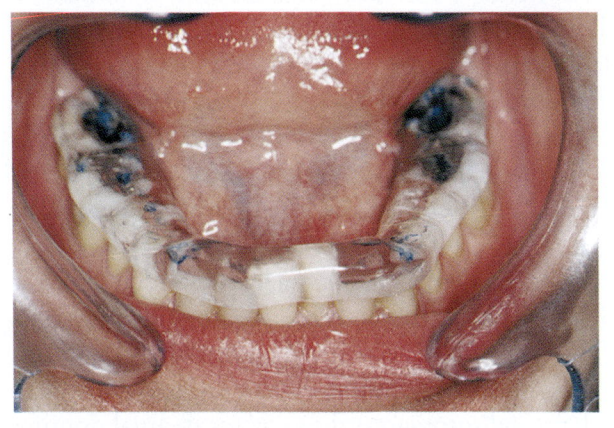

FIGURA 2.38
FIGURA 2.39
FIGURA 2.40
FIGURA 2.41
FIGURA 2.42 No caso de grande sobremordida, é difícil obter um equilíbrio perfeito de uma placa mandibular, pois ela necessita de um grande volume anterior. Os contatos normalizados podem, no entanto, ser obtidos. Devem ser ajustados na boca.

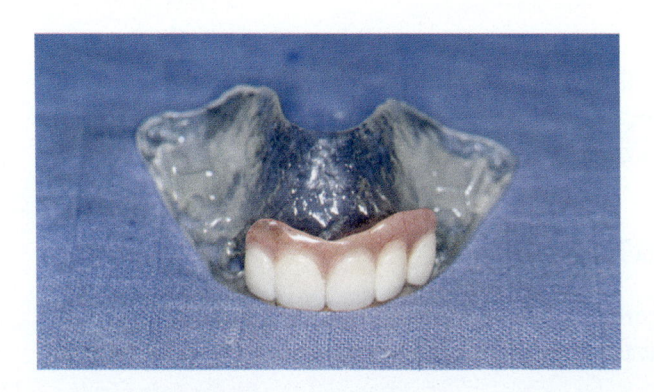

FIGURA 2.43 É possível acrescentar dentes pré-fabricados nas placas para compensar ausência de dentes em boca.

ção reflexa contraditória ao objetivo buscado. Para Shore [134], uma placa flexível "cria um novo problema oclusal". Para Shulman [136], o ajuste de uma placa flexível é muito difícil ou mesmo impossível, a placa não é confiável com o passar do tempo, ela se deforma, muda de composição, provoca odores e, finalmente, não garante uma boa retenção. Essa é também a opinião de muitos odontólogos. Entretanto, o emprego de placas moles obtidas por termoformação de uma placa flexível e sem acréscimo complementar de resina na face oclusal não é rara. Nesses dispositivos não se pode obter um ajuste oclusal preciso, nem mesmo, em nossa opinião, que se empregue a um papel "oclusal", uma vez que tais dispositivos impedem estabelecimento correto dos contatos dentários. Sua eficácia está, pois, sujeita a controvérsias. Para Nevarro e colaboradores [99], em um estudo com grupo-controle, a eficácia das placas duras é claramente maior, ao passo que, para outros autores, resultados comparáveis seriam obtidos com placas flexíveis. Elas seriam indicadas até para crianças que sofrem de bruxismo, segundo Rugh [124].

No nosso caso, só recorremos a essas órteses em situações particulares de pacientes que têm uma demanda de renovação de uma placa antiga flexível. Nossa experiência nos mostrou que era quase impossível privar um paciente "preso" a uma placa macia que um outro odontólogo teria prescrito "para toda a vida". Chamamos essas órteses de "placa de estimação", segundo a terminologia que nos foi sugerida por uma paciente bastante consciente da única função esperada de seu dispositivo.

Controle das órteses de recondicionamento neuromuscular

A ação das órteses de recondicionamento neuromuscular pode ser muito rápida, mas, em geral, são necessárias várias semanas, e, em certos casos, vários meses, para que uma relação maxilomandibular relaxada se estabeleça de maneira confiável e duradoura.

Conforme a severidade do bruxismo, sua cronologia de aparecimento e o grau de cooperação do paciente, a placa pode ser usada somente à noite ou 24 horas por dia.

Um doente que sofre e que compreendeu claramente o percurso terapêutico não tem dificuldades em utilizar sua placa durante o dia e à noite, podendo retirá-la para comer ou participar de algum evento público. Não acreditamos que a retirada das órteses de recondicionamento durante o dia traga algum prejuízo ao relaxamento obtido à noite. Se isso acontecer, o paciente será o primeiro a perceber e a mencionar essa situação em seu retorno ao consultório.

É preciso insistir ainda no fato de que o paciente deve ser motivado por explicações precisas sobre os fatores etiológicos. Explicações confiáveis e empáticas a respeito do encadeamento patogênico que relaciona o estresse, o aumento do apertamento dental e o agravamento dos distúrbios pelos quais o paciente buscou ajuda devem igualmente ser dadas a ele. O mesmo deve ser encorajado, além disso, a aceitar o dispositivo interoclusal, e felicitado por sua seriedade. Tudo isso, enfim, deve ser feito de maneira simples e permanente, isto é, a cada consulta, quando o paciente é solicitado a descrever a evolução de sua situação. Lembremos as palavras prescrutantes de Rozencweig [122]: "Os silêncios psicológicos sempre são obstáculos mais perturbadores do que os obstáculos oclusais."

Conselhos de utilização precisos devem ser dados ao paciente quanto à forma de colocar, carregar e tirar a órtese. Deve-se ensinar ao paciente, com a ajuda de um espelho, como ele pode fazer isso. É preciso, finalmente, aconselhá-lo a escovar sua placa ao removê-la e a colocá-la em um recipiente com água com solução de clorexidina até que torne a usá-la. A placa é guardada em um estojo ortodôntico, que permite, além do transporte da órtese em boas condições, o enxágue necessário. Desse modo, a órtese irá tornar-se semelhante a um objeto precioso que precisa de cuidados especiais (Figura 2.44). Pode ser muito útil dar ao paciente um documento por escrito com as principais orientações dadas oralmente.

O paciente retorna, em geral, uma semana após a colocação da placa. Devido às algias ou contraturas musculares que existiam durante o ajuste efetuado

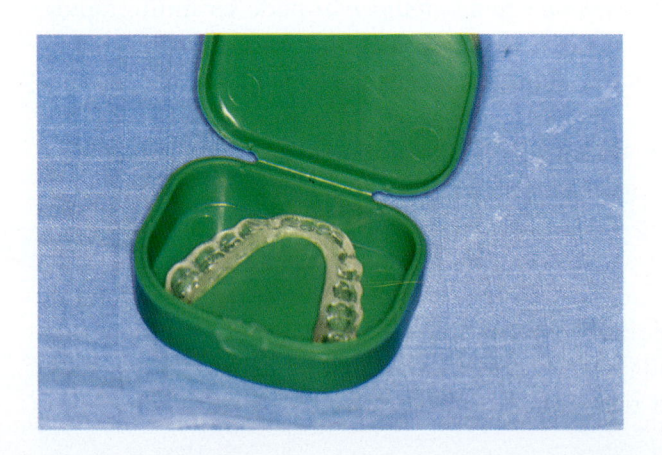

FIGURA 2.44 A placa é dada ao paciente em um estojo adaptado, para que ele possa transportá-la e conservá-la em bom estado.

quando da colocação do dispositivo, a relação maxilomandibular obtida pelos papéis carbonados não será definitiva. Graças ao recondicionamento neuromuscular, a posição mandibular será modificada. O equilíbrio da placa deve ser refeito nessa nova posição, respeitando os mesmo princípios. No início, a cada semana, e depois, a cada mês, a placa é ajustada com fresa larga a fim de adaptar sua morfologia às modificações que vão ocorrendo na posição mandibular miodeterminada. Essa placa de recondicionamento transforma-se, assim, muito naturalmente em placa de estabilização: os desgastes de equilíbrio sucessivos tendem a criar, aos poucos, reentrâncias que confirmam a posição mandibular assintomática obtida e garantem a relação cêntrica e o suporte articular.

Um período de 4 a 6 meses constitui a duração normal de utilização desse tipo de dispositivo, porém, às vezes é necessário um tempo maior. Costumamos rever o paciente uma e, depois, duas semanas após a colocação, exceto em casos particulares. Consultas são então marcadas a cada mês, num período de 4 a 6 meses.

Placa evolutiva de Rozencweig

Essa órtese inscreve-se na mesma lógica terapêutica que a placa de Ramfjord e Ash, mas propõe uma alteração para melhorar sua eficácia. Considerando que a placa de mordida miorrelaxante, na fase inicial do tratamento, permite à mandíbula adotar todas as posições, sem problemas, mas que é preferível utilizar uma placa oclusal para evitar as egressões dos dentes móveis, Rozencweig quis reunir as vantagens dos dois sistemas em um único dispositivo, que chamou de "placa evolutiva" [120]. Essa prática terapêutica é semelhante àquela que transforma uma placa de mordida miorrelaxante em uma placa de estabilização, quando consegue obter a eliminação das contraturas mandibulares.

Uma placa evolutiva de resina acrílica dura é feita para o maxilar, em modelos montados em um oclusor. Um recobrimento vestibular tradicional e dois grampos-bola de 0,8 colocados entre o segundo pré-molar e o primeiro molar garantem a retenção. A confecção no laboratório recorre à técnica da máscara em cera, delimitando o espaço da futura placa, preenchida depois com resina de tipo Orthocryl® até a obtenção de uma espessura "generosamente suficiente". A polimerização é feita com pressão quente durante 30 minutos. Então, a placa é desgastada e polida até que se obtenham planos horizontais no nível dos dentes cuspidados e um plano levemente inclinado no nível incisivo-canino.

Na sessão para colocação da placa, ela é, primeiro, equilibrada como uma placa de Ramfjord e Ash, buscando a obtenção de cristas incisiva e canina menos abruptas possíveis, na medida em que permitem as desoclusões posteriores e laterais.

Nessa etapa, o dispositivo é transformado em placa de mordida miorrelaxante, eliminando uma espessura de uma fração de milímetros no nível dos setores cuspidados (Figura 2.45 a 2.48).

Na semana seguinte, o paciente retorna para adaptar a placa evolutiva. Se o exame com papel carbonado revela pontos de contatos posteriores no canino, eles visam à evolução da posição mandibular em recuo, mas não permitem saber se "os músculos ou as articulações temporomandibulares conseguiram deixar de ter contraturas ou inflamação". Nesse caso, os contatos posteriores são eliminados desgastando-se 1/10 mm de resina. A cada semana, os eventuais contatos posteriores são desgastados até que desapareçam inteiramente.

Um contato generalizado sobre toda a superfície da arcada antagonista é então restabelecido por desgaste da região incisiva da placa. Essa modificação pode ser feita, na verdade, já na segunda sessão. Chega-se, finalmente, a uma placa de estabilização. A evolutiva é usada somente à noite, solicitando-se ao paciente que tome consciência de seu apertamento durante o dia.

O que fazer quando o alívio foi obtido por uma placa de recondicionamento neuromuscular?

Uma análise oclusal[86] e, depois, se necessário, um equilíbrio oclusal são realizados quando a placa de recondicionamento neuromuscular e, logo após, a placa de estabilização atingiram seu objetivo: o desaparecimento do desgaste destas e das dores ou distúrbios articulares. O dispositivo é mantido no lugar de forma intermitente (uma a cada duas noites) até que o equilíbrio dos dentes tenha permitido atingir uma estabilidade oclusal segura na nova relação maxilomandibular de referência. Diferentes técnicas de equilíbrio da oclusão são utilizadas: desgastes seletivos, extração de dentes em extrusão, uso de próteses iatrogênicas, modificação *in situ* de próteses defeituosas, restauração protética, ortopedia dentofacial com ou sem cirurgia ortognática, etc. Ressaltamos que é importante cuidar para que a placa de estabilização seja utilizada enquanto a estabilidade oclusal sem placa não estiver garantida, especialmente quando o paciente encontra-se em situações estressantes, tais como dirigindo em condições difíceis ou praticando esportes que exigem uma grande concentração.

ÓRTESES DENTÁRIAS NA PRÁTICA CLÍNICA

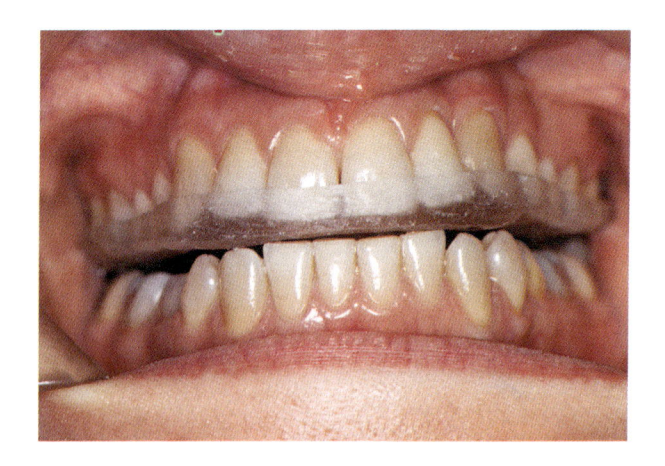

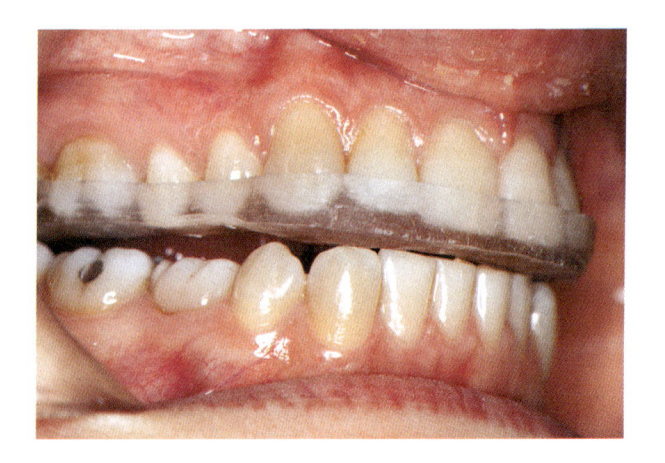

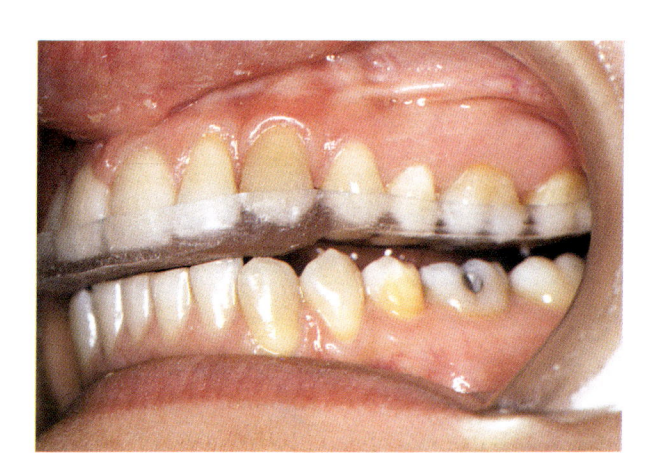

FIGURA 2.45
FIGURA 2.46
FIGURA 2.47 Placa evolutiva na boca, com desoclusão posterior inicial.

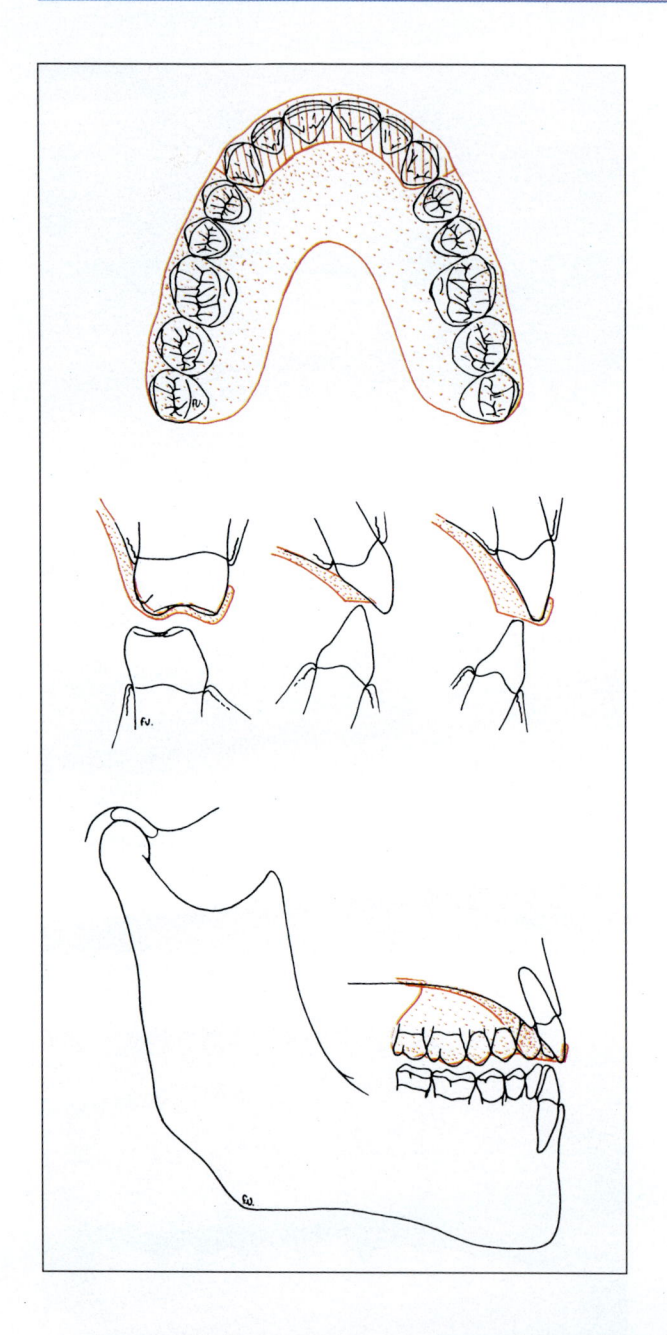

FIGURA 2.48 Placa evolutiva de Rozencweig.

A privação da órtese deve ser planejada. Após ter-se solicitado ao paciente para usar a placa dia sim, dia não, solicita-se a ele que a use somente uma ou duas vezes por semana. Durante esse período (de 1 ou 2 meses), os alívios obtidos devem se confirmar. Na maioria dos casos, isso só é obtido depois do equilíbrio oclusal. Mas não é raro que, tendo sido obtido o recondicionamento neuromuscular, alcance-se uma diferença clinicamente aceitável entre MIO e RC. Concretamente, essa situação se traduz por um desaparecimento dos distúrbios, ao passo que as condições oclusais iniciais não foram modificadas. Foi o comportamento oclusal que mudou, ou seja, as condições de estresse foram reduzidas, o paciente tomou consciência das situações de apertamento dental, etc. Ao final, volta-se a uma situação oclusal que havia sido aceita durante anos, antes da intervenção pela órtese. Importa saber, porém, se os distúrbios temporomandibulares que levaram à consulta podem reaparecer ou não. Uma boa avaliação da situação é necessária para que não seja permitida a reinstalação da patologia, e talvez até agravada. Em certos casos, preferimos solicitar ao paciente para que verifique uma vez por mês se sua placa pode ser recolocada (uma placa não-usada tem poucas chances de voltar a ser recolocada se está sem uso há meses seguidos) do que iniciar um equilíbrio que seria muito mutilante. Dessa forma, o paciente é visto para manutenção, seis meses mais tarde e, depois, uma vez por ano. Tudo depende da idade do indivíduo, de sua fragilidade psicológica e das condições de estresse de sua vida quotidiana.

No caso de pacientes jovens, excepcionalmente, pode-se optar pela conservação de uma placa removível de estabilização em vez de dar início cedo demais a restaurações extensas. Essa placa será elaborada, preferencialmente, em ouro, e confirmará a situação que havia sido obtida pela placa de estabilização (Figura 2.49).

Nossa experiência fez com que eliminássemos as ligas cromo-cobalto para esse tipo de placa "definitiva", que deve, no entanto, garantir o aspecto reversível do tratamento.

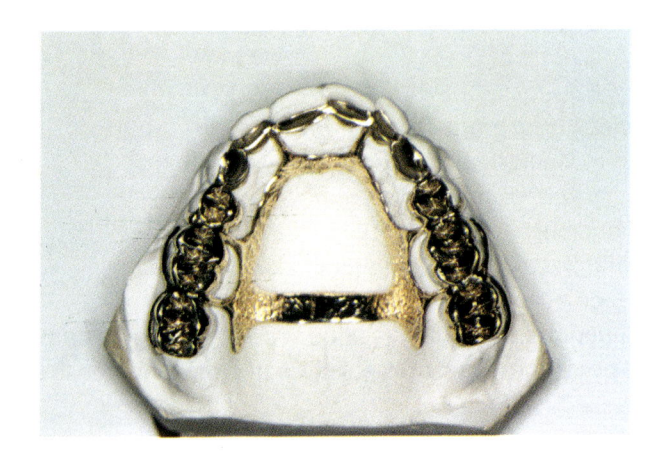

FIGURA 2.49 Placa com face oclusal metálica.

Acreditamos, entretanto, ser um erro deixar o paciente pensar que a placa tornou-se um objeto indispensável à sua sobrevivência ou mesmo que a sua utilização será necessária para o resto de sua vida.

O que fazer quando a placa de recondicionamento neuromuscular não traz nenhuma melhora?

Se os ajustes iniciais da placa foram feitos corretamente e se ela foi usada, é muito raro que, na semana seguinte à colocação, não se observe uma atenuação dos distúrbios ou uma modificação dos contatos dentários na órtese ou mesmo os dois casos. Se nenhuma melhora for descrita ou observável (às vezes o paciente tem dificuldade de expressar uma melhora) e se nenhuma modificação das relações intermaxilares for observada, então é preciso questionar-se sobre a pertinência da indicação de tratamento com órtese. Se essa órtese havia sido indicada para um diagnóstico diferencial (acufênio, oculomotricidade, raquialgias, etc.), após verificação escrupulosa da posição cêntrica das ATMs, depois de suporte e das guias caninas, deve-se informar ao paciente que a causa de seus distúrbios não é obrigatoriamente oclusal, preservando-se, no entanto, de uma opinião definitiva. Nesses casos complicados, a menos que novos sinais reorientem o diagnóstico, pede-se ao paciente para que mantenha sua placa por mais uma ou duas semanas, durante as quais os mesmos controles serão realizados. Ao término desse período, uma nova opinião é dada, por escrito, para eliminar a etiologia oclusal dos distúrbios. O paciente deve então ser encaminhado ao especialista que o havia indicado ou, mais freqüentemente, ao seu clínico geral.

RESUMO

Placas de recondicionamento neuromuscular
- Para fins de relaxamento muscular e de proteção.
- Sem contra-indicação.
- Podem ser maxilar ou mandibular.
- Confeccionadas em laboratório, com ou sem articulador.
- Devem apresentar uma face oclusal lisa sem reentrâncias.
- Permitem contatos simultâneos de todas as cúspides suportes antagonistas.
- Desoclusão posterior nos movimentos de propulsão e nos movimentos laterais por guia canina.

- Devem ser feitos ajustes progressivos conforme a evolução da posição mandibular.
- Devem ser usadas, no mínimo, à noite, e durante vários meses.
- Evoluem para a placa de estabilização com o equilíbrio.

OUTRAS ÓRTESES PARA RECONDICIONAMENTO NEUROMUSCULAR

Dispositivo anterior

Originalmente (1964), o *jig* foi proposto por Lucia [72] a fim de permitir o registro da relação cêntrica. Na época, guiavam-se as cabeças da mandíbula, sob contração dos músculos mastigatórios e por condução manual realizada pelo operador, até a "posição mais superior e mais posterior" [69, 70].

Com a evolução da compreensão dos mecanismos que regulam as relações intermaxilares, o *jig* tornou-se "dispositivo anterior" ou "guia oclusal incisivo" [2], mudando de função, isto é, em vez de pedir ao paciente para apertar os dentes no dispositivo, este constitui agora um simples obstáculo, liso, na trajetória de fechamento da boca. Assim, funciona como um dispositivo de relaxamento mandibular e não como um guia das cabeças mandibulares para a posição mais superior e mais posterior, perdendo seu *status* de posição de referência, mas permite que cabeças de mandíbula atinjam uma posição miodeterminada.

Indicações e contra-indicações

Os dispositivos são indicados:
- seja nas situações emergenciais, para obter rapidamente o relaxamento dos músculos mastigatórios e a diminuição das dores que podem estar relacionadas a isso (devendo, nesse caso, lembrarmos também que um algodão [30] ou qualquer obstáculo colocado no espaço livre, durante o fechamento da boca, possibilita mais ou menos rapidamente o mesmo efeito);
- seja como meio de registro das relações intermaxilares e dos parâmetros das cabeças de mandíbula, visando à programação de um articulador semi-ajustável.

As contra-indicações são, por sua vez, de duas ordens:
- o uso do dispositivo deve ser reduzido ou alternado, na medida em que um calço anterior poderia provocar uma situação de compressão no nível das ATMs [32];

– além disso, sua pequena dimensão impede sua utilização durante à noite, por exemplo, pois pode ser engolido ou inalado.

Confecção e ajuste

Para um dispositivo anterior emergencial, modela-se diretamente na boca uma bola de resina autopolimerizável (Tab 2000®) nos incisivos centrais superiores. Os dentes são vaselinados ou protegidos com uma folha de estanho recuperada dos filmes radiográficos [65]. A massa de resina é desencaixada várias vezes durante a polimerização, a fim de evitar dificuldades posteriores de retração (Figuras 2.50 e 2.51). A resina não deve ultrapassar o periodonto marginal. Durante a polimerização, pede-se ao paciente para que feche lentamente a

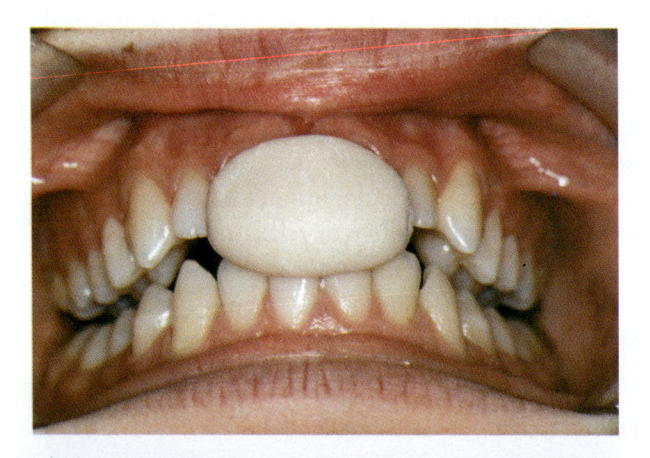

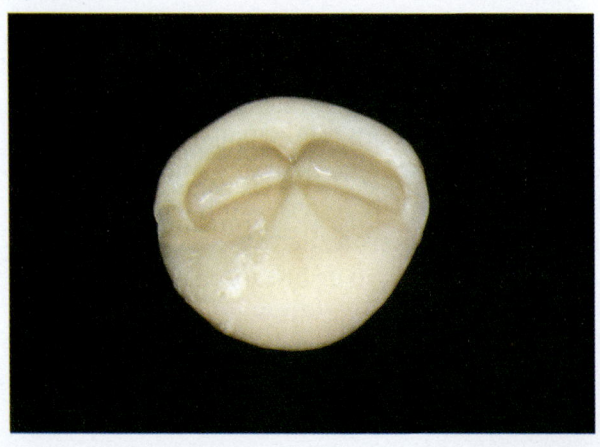

FIGURA 2.50
FIGURA 2.51 Bola de resina colocada sobre os incisivos superiores depois da polimerização.

boca, marcando, assim, a trajetória de fechamento (a menos que o protesista queira manipular cuidadosamente a mandíbula), criando uma desoclusão posterior de aproximadamente 1 mm. Após a polimerização, tiram-se as arestas do dispositivo e o formata-se de modo que ele estabeleça, por sua face palatina, um contato pontual com a margem livre de um incisivo central mandibular. O dispositivo deve ser estável e nenhum contato dentário deve aparecer durante os movimentos mandibulares apoiados no mesmo (Figura 2.52).

Controlada pelo papel carbonado, a forma da face palatina é modificada com fresa para resina de grandes lados, até ser reduzida de modo que ocupe o menor espaço possível no local livre, cuidando para que não ocorram interferências no nível dos caninos e dos dentes cuspidados (Figura 2.53). No caso de uma redução demasiadamente grande, um acréscimo de resina autopolimerizável recuperará a desoclusão. A morfologia da face palatina do dispositivo é considerada adequada quando o paciente, solicitado a movimentar sua mandíbula lateralmente, pode fazê-lo sem dificuldades, registrando através de um papel carbonado um arco gótico de Gysi. O ápice desse ângulo deve corresponder à situação do *prostion dentale* em seu trajeto de fechamento, sendo a desoclusão posterior a menor possível (Figura 2.54).

Esse dispositivo pode ser utilizado para guiar movimentos mandibulares laterais de amplitude normalizada, com ou sem manipulação do operador. Ele permite, dessa forma, registrar os parâmetros das cabeças da mandíbula [2, 67].

Alguns trabalhos [68] mostraram que esse dispositivo, instalado no espaço livre, reduz em alguns minutos (de 1 a 20 minutos, conforme o indivíduo) a atividade eletromiográfica dos músculos masseteres e temporais. É possível, caso se deseje, com o dispositivo posicionado, registrar as relações maxilomandibulares através de uma cera Moyco Beauty Pink X hard®, colocada no espaço de desoclusão [133]. Pode-se, então, proceder a uma rápida análise oclusal e considerar, eventualmente, a substituição do dispositivo por outro mais adequado (Figura 2.55).

Placa de mordida miorrelaxante de Jeanmonod

Trata-se de aparelhos ortopédicos que comportam uma placa palatina mantida por grampos, contanto que um espessamento retroincisivo esteja criando uma desoclusão posterior, com a boca fechada, quando está em contato com o grupo incisivo-canino mandibular. Essa definição é atribuída a vários dispositivos, cujos princípios gerais são idênticos.

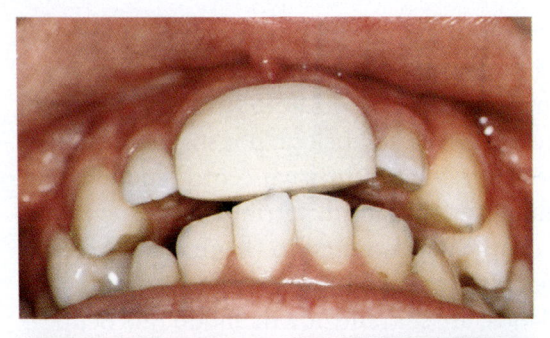

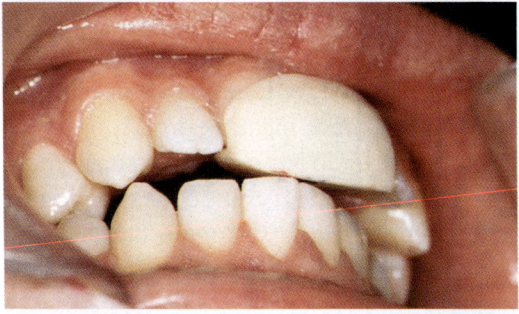

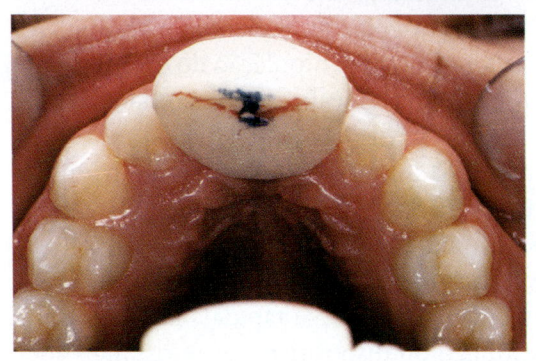

FIGURA 2.52
FIGURA 2.53
FIGURA 2.54 Ajuste da face palatina do dispositivo a fim de se obter um ponto de suporte, a possibilidade de traçar o arco gótico de Gysi e a desoclusão posterior em todos os movimentos.

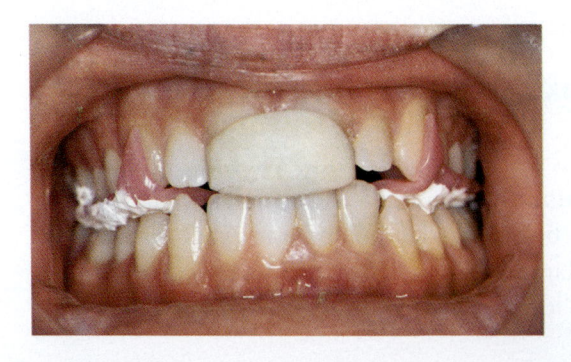

FIGURA 2.55 Registro das posições maxilomandibulares, dispositivo posicionado.

> **RESUMO**
> **Dispositivo anterior (Figura 2.56)**
> - Para fins de recondicionamento neuromuscular.
> - Possível de ser realizado na boca.
> - De fácil ajuste.
> - Utilizado em casos de emergência.
> - Pode ser utilizado para registrar as relações intermaxilares e os parâmetros das cabeças de mandíbula.

Historicamente, parece ter sido a placa de Karoly, em 1905, o primeiro exemplo de dispositivo interoclusal em forma de placa palatina.

A placa de Hawley [51], em 1919, acrescenta à placa palatina um arco vestibular anterior metálico, que comporta duas bolas de compensação ativáveis no nível dos caninos, destinado a se opor à vertente vestibular do grupo anterior ou mesmo a corrigir uma vertente existente.

A placa de Sved [141], em 1944, responde à preocupação de seu autor de evitar que as forças exercidas sobre a parte retroincisiva não traumatizem a região incisivo-canina maxilar. Então, uma banda vestibular de resina é acrescentada nesse nível para estabilizar o dispositivo.

Esses aparelhos, chamados ainda de placas de mordida pelos anglo-saxões, apresentaram melhoras sucessivas que levaram a uma normalização muito precisa [89], e da qual Jeanmonod [59] fez o arquétipo da placa de mordida miorrelaxante que detalharemos agora.

Indicações e contra-indicações

Para Jeanmonod [58], tratar-se-ia do dispositivo ideal para se obter um alívio das contraturas nos músculos mastigatórios e nos músculos que trabalham em sinergia com estes. Dawson [29] considera que a posição das cabeças da mandíbula, obtida por meio da utilização de uma placa de mordida, é a mesma que aquela obtida por meio de sua manipulação bimanual de mandíbula. Além disso, esse autor estima que há cinco razões que justificam a escolha de uma placa de mordida anterior:
- a separação dos dentes cuspidados permite os deslocamentos livres verticais e horizontais das cabeças da mandíbula;
- haveria uma diminuição notável das forças de contração e, portanto, da pressão nas articulações;

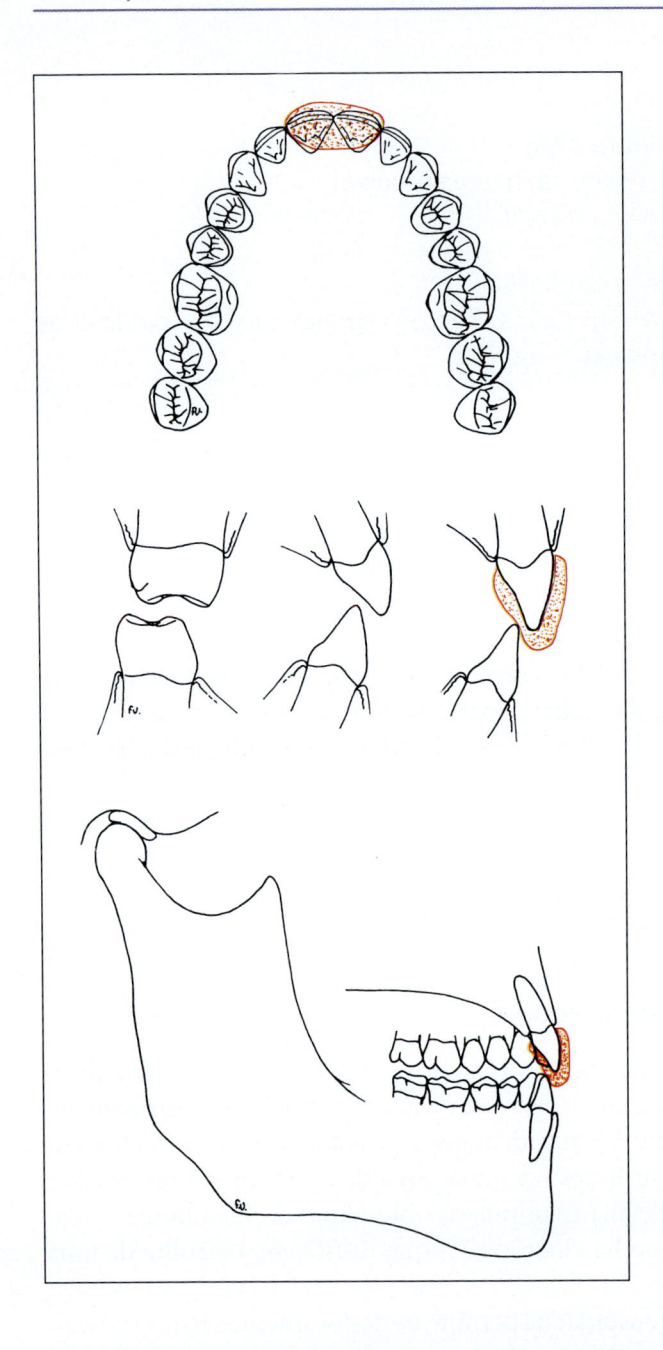

FIGURA 2.56 Dispositivo anterior.

– a confecção da superfície plana retroincisiva é facilitada, pois é inútil levar em conta os componentes verticais dos deslocamentos das cabeças da mandíbula;

- é fácil acrescentar, quando necessário, um plano inclinado que garanta a desoclusão dos dentes cuspidados;
- a modificação da placa de mordida para a placa de estabilização de recobrimento total pode ser facilmente realizada.

Essa última justificativa coincide com a de Shore [135], que propôs, em 1959, um "aparelho de auto-reposicionamento mandibular". Esse aparelho era constituído por uma placa de mordida que, uma vez adaptada na boca, era transformada em placa oclusal com acréscimo de resina acrílica autopolimerizável plástica e ajustada, durante a polimerização, pelos movimentos mandibulares no plano retroincisivo.

Esse percurso ainda é interessante e voltaremos a ele depois.

As vantagens da placa de mordida estão relacionadas à sua rapidez de ação, sendo indicada, particularmente, para os seguintes fins:
- aliviar dores de origem muscular;
- obter a relação miodeterminada de referência, reprodutível [144];
- permitir um diagnóstico diferencial delicado no caso de patologias às vezes muito distantes da oclusão.

As contra-indicações da placa de mordida miorrelaxante são evidentes:
- risco de perturbação das relações articulares, com deslocamento do disco articular subagudo [121], na medida em que esse dispositivo guia as cabeças da mandíbula para cima e para frente e poderia, portanto, agravar uma lesão evolutiva [55, 97];
- uso prolongado – não deve ser usada por mais de oito dias – devido ao risco de erupção dentária dos setores posteriores em desoclusão;
- posição ventral para dormir;
- classe III de Angle se a mordida cruzada anterior não permitir sua utilização.

Confecção da placa de mordida de Jeanmonod

A placa de mordida miorrelaxante, por não considerar a situação articular, pode ser confeccionada sobre o modelo maxilar não-montado em articulador. É aconselhável que seja realizada no laboratório, mas pode, em casos excepcionais, ser confeccionada no consultório com a utilização de meios bastante simples. As etapas do laboratório, realizadas a partir de impressões clássicas em alginato, devem permitir a confecção de um aparelho que antecipe o máximo possível os ajustes que serão realizados na boca.

No laboratório, então, efetua-se uma limpeza dos modelos feitos em gesso duro, eliminando as reproduções de gesso das gotas salivares.

Os limites da placa devem ser traçados respeitando-se normas precisas (Figura 2.57):
– a placa deve ser estendida até os segundos molares e aparada levemente no nível da rafe mediana;
– a placa recobre as faces palatinas dos grupos cuspidados;
– a altura desejada para a placa é traçada sobre as faces palatinas do grupo anterior em função das relações anteriores observáveis nos modelos em máxima intercuspidação; para um recobrimento incisivo profundo, a placa deve chegar à meia altura das faces palatinas; para um recobrimento incisivo normal (de 2 ou 3 mm), ela deve chegar até a borda livre dos incisivos centrais; para relações anteriores de ponta a ponta, ou mesmo de pequena inclinação, ela deve ser mais alta do que a margem livre incisivo-canina (Figuras 2.58 e 2.59).

Os grampos devem contribuir para garantir tanto a estabilidade da placa quanto a sua retenção. Eles são moldados em fio 0,8 e arredondados em sua extremidade livre.

É recomendável, em todos os casos nos quais isso for possível, colocar quatro grampos *cavaliers* passando entre os pré-molares e os dois primeiros molares (Figura 2.60).

Para estabelecer um apoio perfeito, os grampos voltam, mesialmente, sobre os pré-molares e, distalmente, sobre os segundos molares. Eles devem estar perfeitamente adaptados nas cristas marginais, de modo que se evite criar contatos com os dentes antagonistas.

Os grampos nunca devem ser colocados entre os caninos e os primeiros pré-molares, pois o ajuste da placa miorrelaxante na boca pode, depois, tornar-se impossível.

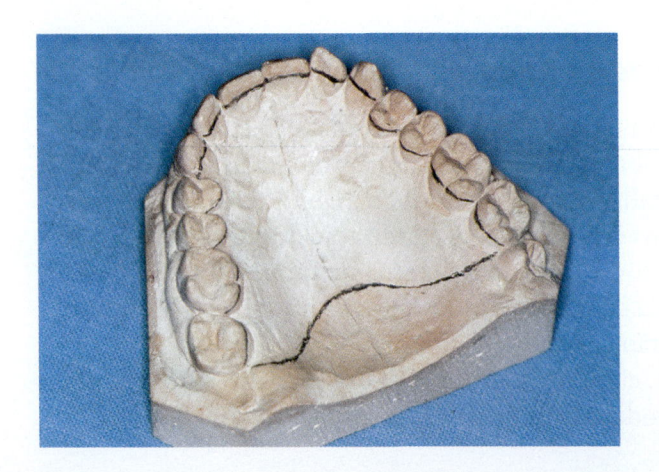

FIGURA 2.57 Traçado dos limites da placa palatina.

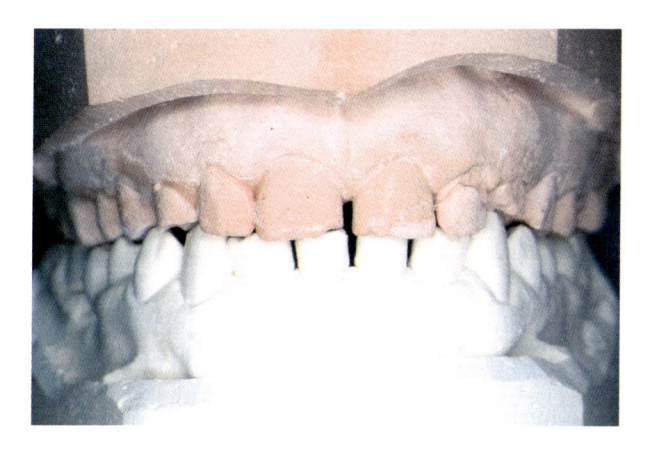

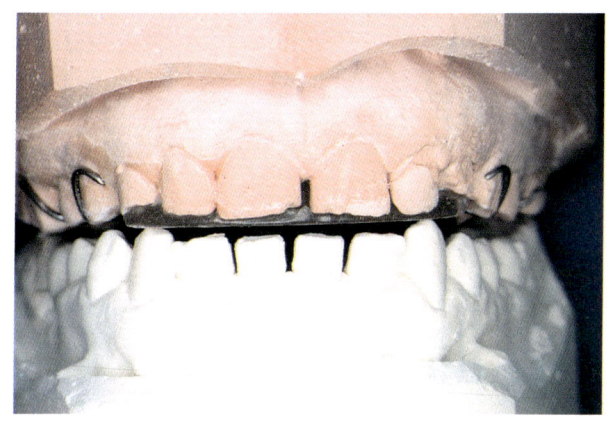

FIGURA 2.58
FIGURA 2.59 Situação da placa miorrelaxante nos casos dos incisivos topo a topo.

Se os dentes que foram descritos como suportes dos grampos estão ausentes, convém buscar apoios, de tal modo que a estabilidade da placa possa ser máxima.

Caso haja risco de serem criadas zonas de bolsas periodontais prejudiciais à continuação do trabalho, basta depositar uma pequena quantidade de cera quente no nível dos colos palatinos e/ou dos espaços interdentários. Quando fria, a cera é corrigida, se necessário com a ajuda de um instrumento montado no paralelizador (Figura 2.61).

Dessa forma, o modelo é isolado por um verniz separador disposto unicamente no lugar da placa. Logo, os grampos moldados são fixados no gesso pela cera colante esparramada na face vestibular dos dentes de suporte (Figura 2.62).

Uma máscara de cera é realizada a partir de uma folha de Modling Wax® aquecida e aplicada delicadamente, mas com firmeza, sobre o modelo prepara-

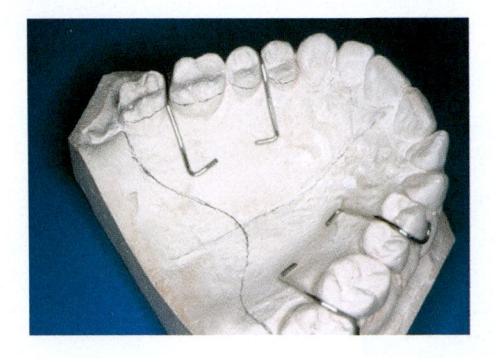

FIGURA 2.60 Grampos de retenção da placa de mordida.

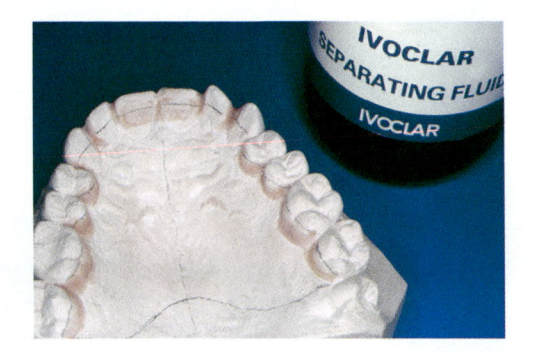

FIGURA 2.61 Preenchimento das zonas com bolsa periodontal.

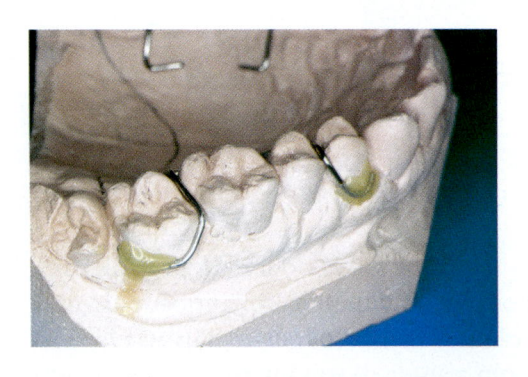

FIGURA 2.62 Grampos fixados no modelo.

do. Com uma espátula bem quente, ela é colada na periferia sobre o modelo, sendo, depois, recortada no lugar, quando fria, conforme a linha do traçado de placa visível sob a cera (Figura 2.63).

Uma resina adaptada é utilizada para preencher o espaço livre da máscara que prefigura a placa; o monômero líquido é aplicado com conta-gotas, depois

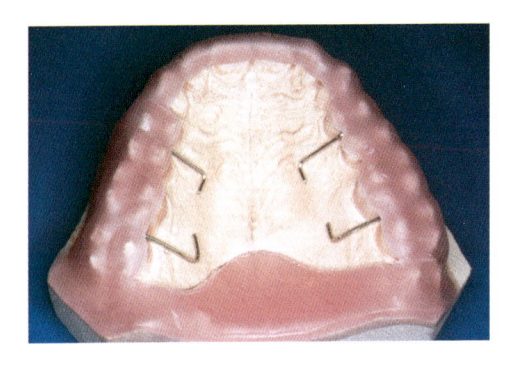

FIGURA 2.63 Máscara de cera recortada nos limites da placa palatina.

saturado no lugar com o pó (Figuras 2.64 e 2.65). Essa operação permite obter, graças à máscara, uma placa de espessura regular, realizando-se o espessamento retroincisivo desejado.

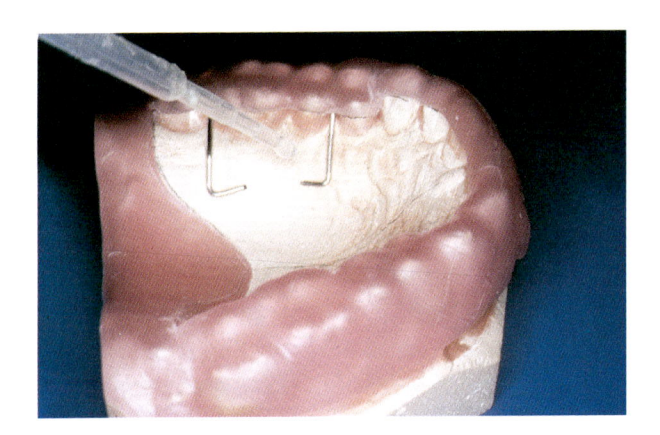

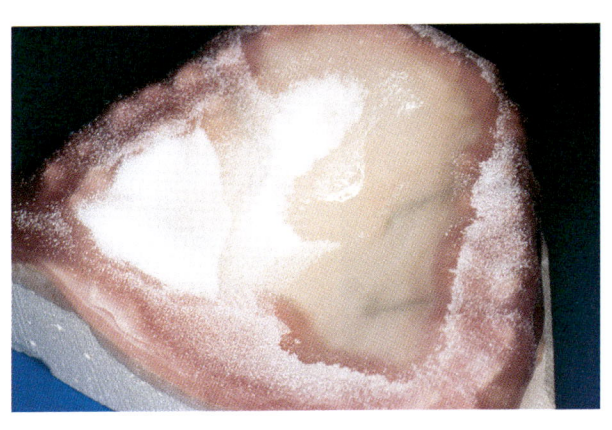

FIGURA 2.64
FIGURA 2.65 Confecção da placa por acréscimo de resina autopolimerizável na forma de monômero, pouco a pouco saturado pelo pó.

Após a polimerização na água quente sob pressão, a máscara de cera é retirada. O aparelho é limpo com jato a vapor, e depois corrigido e polido para responder às exigências de ajuste na boca.

O espessamento deve respeitar, notadamente, critérios precisos, tais como:
- no plano frontal, deve ser paralelo ao plano de oclusão;
- no plano horizontal, deve estender-se do primeiro pré-molar ao outro;
- e, por fim, deve ser perfeitamente plano, corrigido com uma lixa colocada em um plano de trabalho, e não com uma mó redonda. Sua superfície corrigida no nível definido pelas relações anteriores não deve ser polida novamente (Figuras 2.66 e 2.67).

Variantes podem ser propostas, permitindo completar o dispositivo. Em casos particulares, pode-se, por exemplo, acrescentar dentes protéticos com finalidade estética ou outros meios ortodônticos – barra vestibular ou disposi-

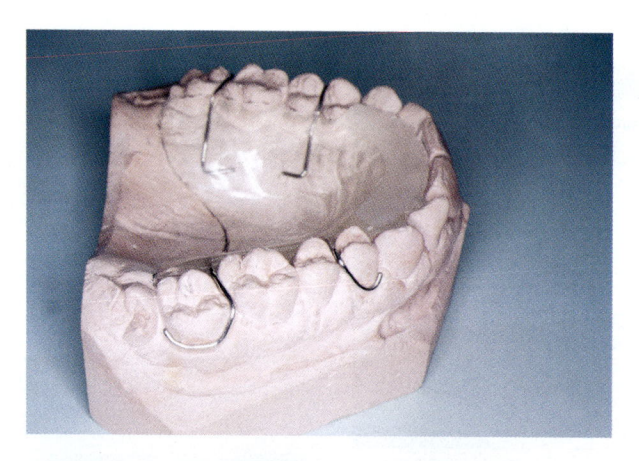

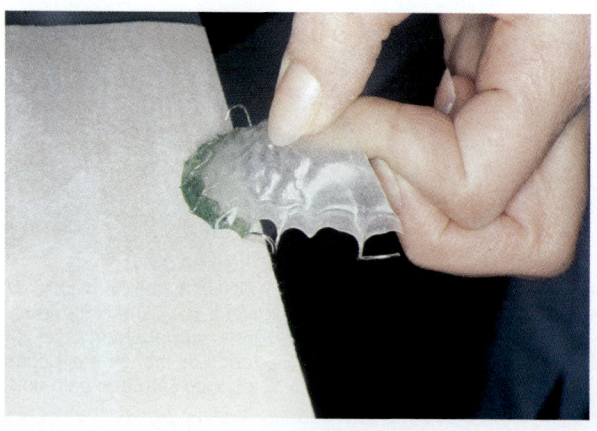

FIGURA 2.66
FIGURA 2.67 Placa de mordida desgastada e polida. O espessamento retroincisivo é realizado sobre uma placa de vidro.

tivo ativo (Figuras 2.68 e 2.69). De qualquer maneira, as zonas de desoclusão são preenchidas por dentes de prótese removível ou por bandas de resina autopolimerizável.

Ajuste na boca da parte retroincisiva

Isso é indispensável e permite tornar o dispositivo eficaz.

A primeira etapa consiste em assegurar-se sobre a perfeita adaptação do aparelho no palato duro e sobre sua estabilidade. Em caso de falha, a placa é reembasada com uma pequena quantidade de Fitt de Kerr®, bem-adaptado à situação. No entanto, um bom domínio das técnicas de laboratório deve evitar a utilização dos reembasamentos.

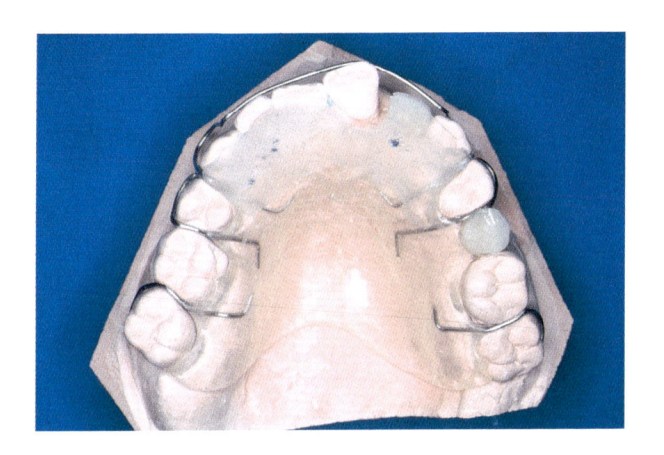

FIGURA 2.68 Placa de mordida modificada: fio vestibular ativável.

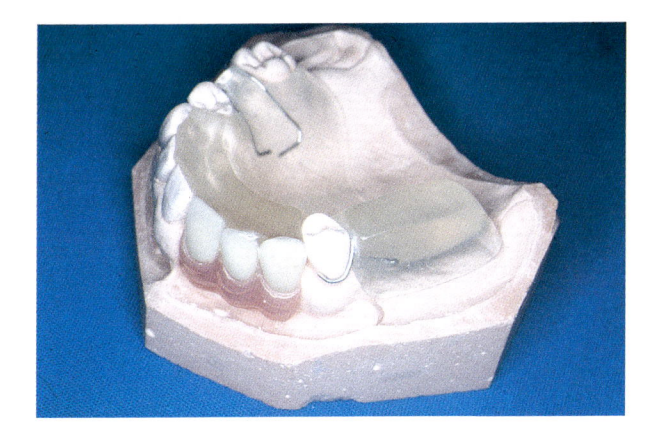

FIGURA 2.69 Placa de mordida com acréscimo de dentes protéticos.

O ajuste da parte retroincisiva deve respeitar cuidadosamente as seguintes condições:
- ser perfeitamente plana. Ela não deve comportar retificações feitas com mó ou com fresa, criando reentrâncias que podem ser suficientes para provocar apertamento ou uma parafunção, impedindo, assim, o efeito do dispositivo;
- ser paralela à linha bipupilar e ao plano de Camper. Depois de cada retificação, essa parte retroincisiva é feita sobre um papel abrasivo colocado em uma placa;
- estabelecer contatos suficientes com o bloco incisivo-canino mandibular: dois incisivos ou um canino, no mínimo, por semi-arcada (Figuras 2.70 e 2.71). Em todos os casos nos quais uma retificação das margens livres dos incisivos e dos caninos mandibulares for considerada para a obtenção desses contatos, é preciso ter segurança em relação à sua inocuidade

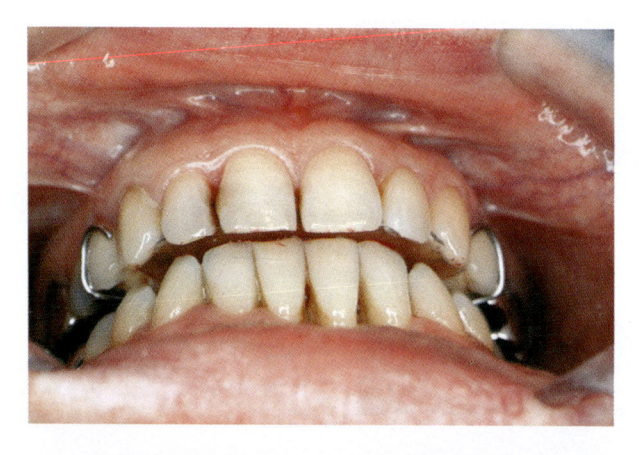

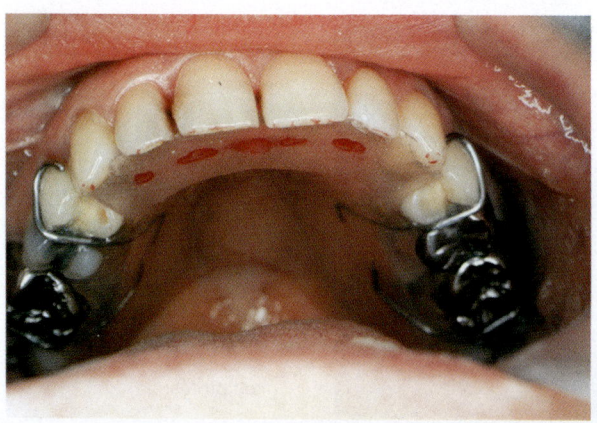

FIGURA 2.70
FIGURA 2.71 Ajuste do número de contatos incisivos mandibulares na placa miorrelaxante.

(Figura 2.72). Se essa retificação for contra-indicada (Figura 2.73), é realizado um pequeno acréscimo em resina autopolimerizável durante a ação sobre os incisivos mandibulares, para sejam possíveis os contatos necessários sem "perfuração" da placa miorrelaxante (Figura 2.74);

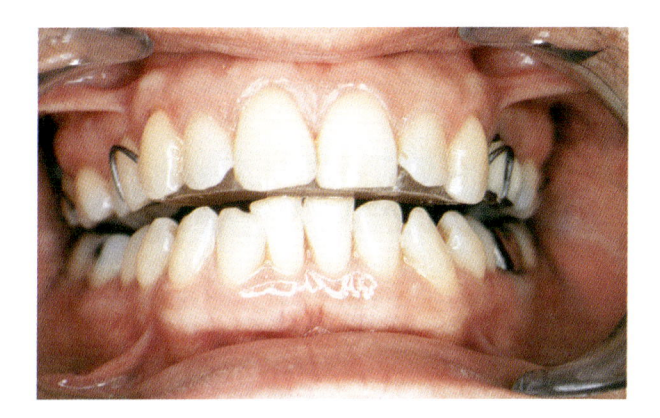

FIGURA 2.72 Contatos insuficientes na placa miorrelaxante.

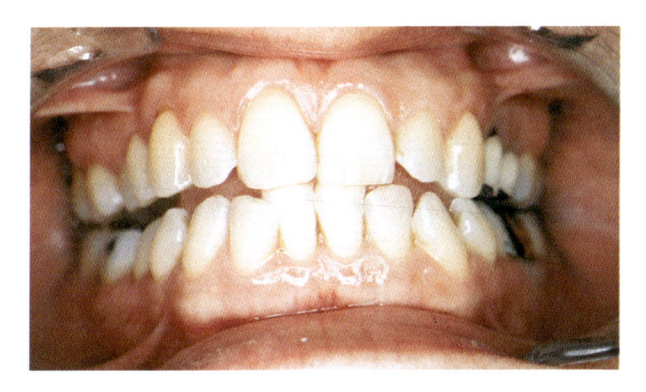

FIGURA 2.73 Retificação contra-indicada das margens livres dos dentes mandibulares.

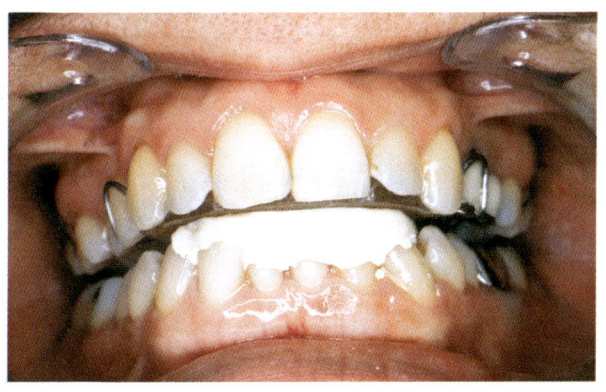

FIGURA 2.74 Calço mandibular de estabilização, colocado sobre o grupo anterior.

– estabelecer uma dimensão vertical de oclusão que impeça qualquer contato posterior entre os dentes ou entre os dentes e as partes em U dos grampos. Isso deve ser verificado para todas as posições mandibulares (deslizando o grupo incisivo-canino sobre a placa) sem que o espaço livre seja eliminado (Figuras 2.75 e 2.76);
– ser suficientemente larga para antecipar o recuo mandibular que acompanha, freqüentemente, a diminuição das contraturas musculares. Em geral, conserva-se 2 mm para trás dos pontos de contatos marcados no papel carbonado no momento do ajuste.

Ação da placa de mordida miorrelaxante

Em geral, o simples fato de ajustar o dispositivo na boca leva, em alguns minutos, ao objetivo desejado, ou seja, relaxamento mandibular. Todavia, deixa-se o

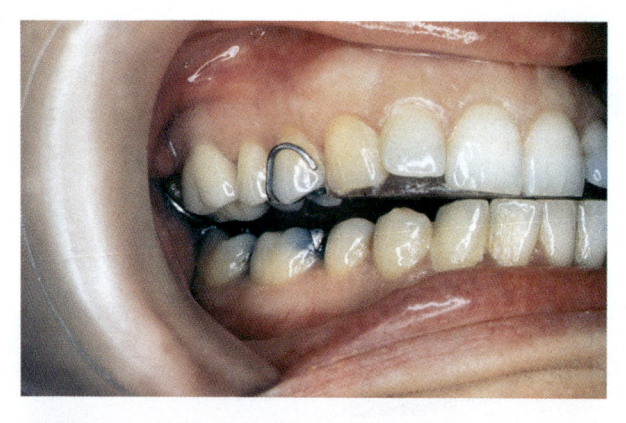

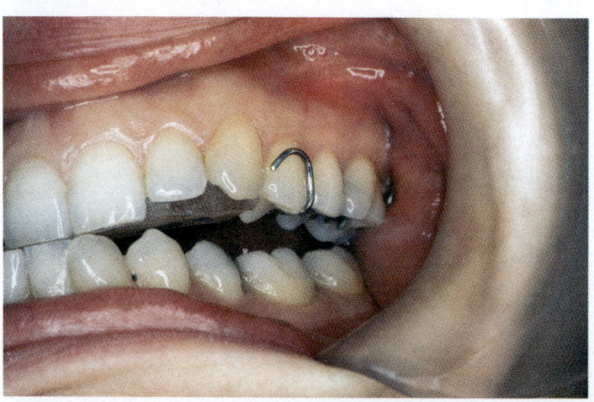

FIGURA 2.75
FIGURA 2.76 Ajuste da altura da placa miorrelaxante durante os movimentos laterais.

paciente usar a órtese durante alguns dias (uma semana no máximo), em tempo integral, inclusive para comer, apesar das dificuldades reais devidas à desoclusão posterior. O aparelho não é visível e as pequenas falhas de locução são rapidamente superadas. O paciente deve ser advertido desses desconfortos passageiros, e suas reações constituem um excelente meio não só para que seu grau de colaboração seja avaliado, mas também para que o protesista possa inscrever as queixas transitórias no quadro mais amplo e mais positivo do esquema terapêutico global.

Já salientamos que o tratamento das dores orofaciais não pode ser considerado independentemente do contexto psicológico, mas é preciso lembrar que a utilização de um dispositivo interoclusal tal como a placa de mordida miorrelaxante precisa ser compreendida e aceita pelo paciente. O paciente deve tirar o aparelho somente para sua higiene bucal. A escovação dos dentes é feita evitando-se a máxima intercuspidação. Da mesma forma, o dispositivo deve ser escovado e, durante tal operação, o cabo da escova de dentes é colocado entre as arcadas para manter a abertura bucal, evitando-se, assim, o fechamento da boca por descuido durante a higiene. A placa é, em seguida, recolocada. Depois de alguns dias de uso, o resultado clínico deve ser visível, permitindo a confirmação do diagnóstico que definirá o plano de tratamento.

Em casos particulares, uma prótese removível parcial é usada pelo paciente para o qual uma placa de mordida miorrelaxante é indicada. A configuração da prótese autoriza, dessa maneira, o acréscimo de uma guia retroincisiva.

Mesmo considerando-se a possibilidade de realização dos ajustes descritos para essa parte retroincisiva, é perfeitamente normal modificar, de modo transitório, a prótese removível (Figuras 2.77 a 2.80).

Registro das relações maxilares

Uma das vantagens da placa de mordida reside no fato de que ela é facilmente utilizável para registrar as relações intermaxilares, permitindo, assim, a transferência imediata dos modelos feitos em oclusor ou em articulador para uma análise oclusal[58]. A técnica proposta segue os passos a seguir.

Com a placa de mordida posicionada, coloca-se um pequeno rolete de cera morna (do tipo Modling Wax® ou Esve) nas faces oclusais do primeiro molar e do segundo pré-molar de um lado da arcada mandibular. Esse rolete deve ser colocado de tal maneira que não ultrapasse os lados lingual e vestibular dos dentes. Isso é feito com o objetivo de não ativar repentinamente os receptores sensitivos da língua ou das bochechas, cujas informações poderiam guiar a

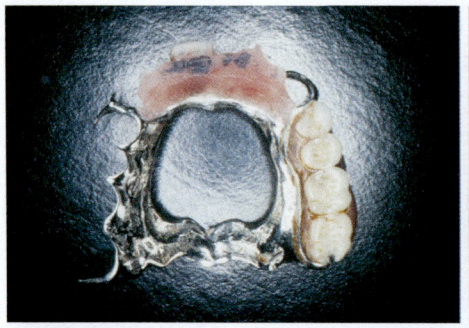

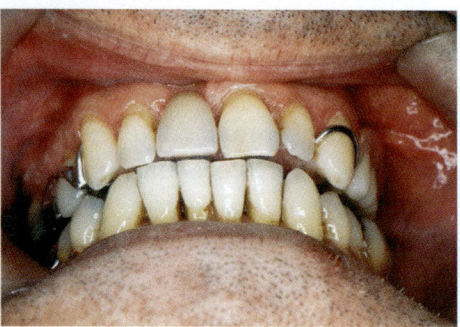

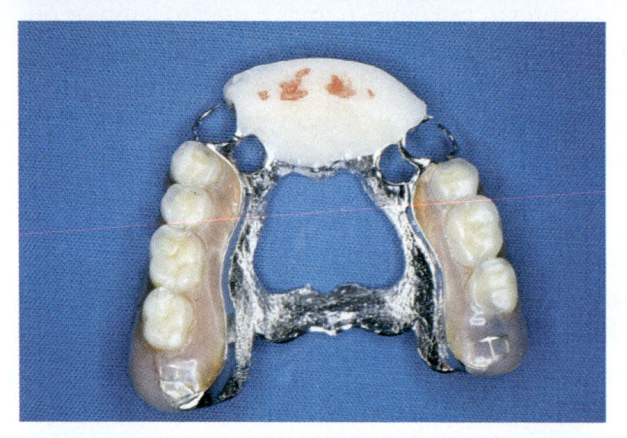

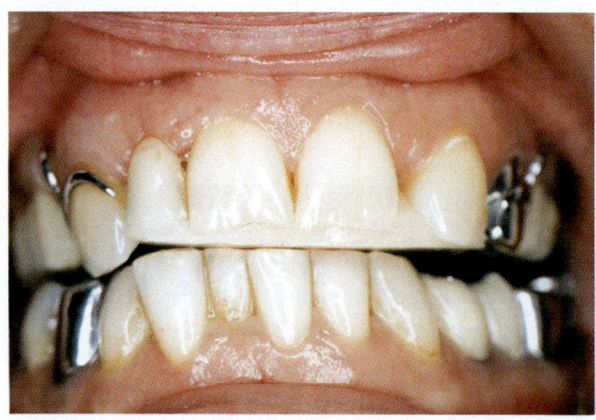

FIGURA 2.77
FIGURA 2.78
FIGURA 2.79
FIGURA 2.80 Transformação de próteses removíveis parciais por acréscimo de um espessamento retroincisivo.

mandíbula para uma posição adaptativa errônea (Figura 2.81). A cera ideal deve ser mole e a 37ºC, para que o paciente não tenha nenhuma informação de ordem térmica, nem a sensação de obstáculo, o que poderia, nesse caso,

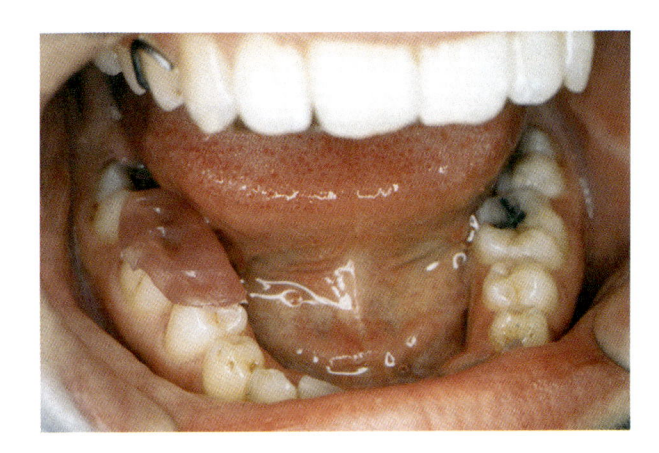

FIGURA 2.81 Cera de oclusão unilateral para registro das relações intermaxilares, plano de mordida posicionado.

igualmente levar a uma posição mandibular não-correspondente àquela obtida através da placa de mordida. Então, o paciente é solicitado a bater levemente, várias vezes seguidas, os dentes mandibulares anteriores sobre a placa. No melhor dos casos, o paciente não percebe que está com uma cera de registro na boca. Deixa-se a cera esfriar no lugar. Após, ela deve ser retirada delicadamente e reposicionada no modelo mandibular. A operação é repetida do outro lado da arcada.

O registro é completado pela realização de um calço anterior de cera, aquecido e, então, comprimido com cuidado na região incisiva, enquanto o paciente está apoiado na placa (Figura 2.82). Esse calço anterior permite colocar os modelos em relação sem que eles se movam nas duas pequenas ceras laterais (Figura 2.83).

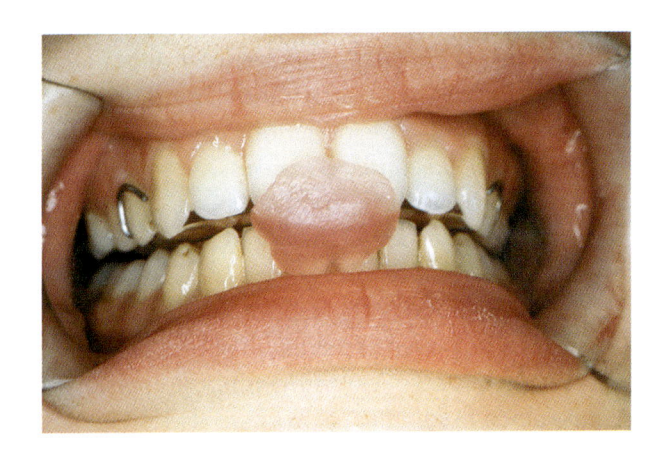

FIGURA 2.82 Calço anterior para o registro das relações intermaxilares.

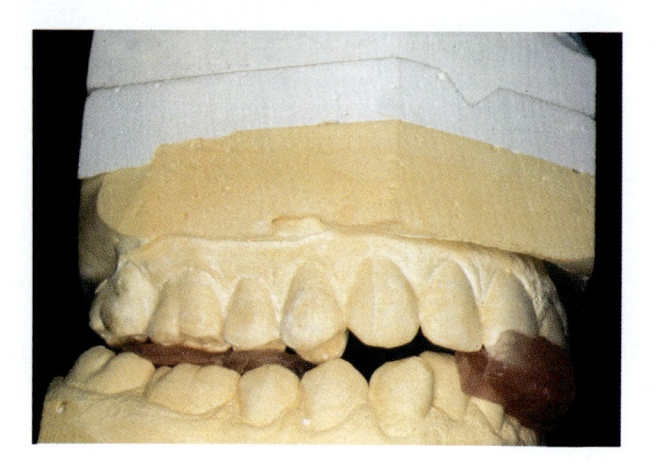

FIGURA 2.83 Modelos montados em articulador após registro das relações intermaxilares, placa de mordida posicionada.

O que fazer após uma placa de mordida miorrelaxante?

De uma maneira geral, uma placa de mordida que conseguiu aliviar o apertamento chega a uma posição mandibular confortável, diferente da máxima intercuspidação, mais freqüentemente em retrusão (Figuras 2.84 e 2.85). Quando a placa é retirada, a máxima intercuspidação se estabelece em alguns minutos e, sem dúvida, as dores e/ou os sinais disfuncionais que a acompanhavam voltarão rapidamente. A placa em si não é um tratamento. É preciso, portanto, confirmar a situação assintomática que seu uso revelou. Isso é feito equilibrando-se a oclusão na relação miodeterminada obtida após a análise oclusal. Esse equilíbrio é alcançado com a diminuição progressiva da altura da placa miorrelaxante até o restabelecimento dos primeiros contatos dentários. A análise oclusal feita em oclusor permite definir a cronologia segundo a qual se alcançará o equilíbrio – uso de próteses iatrogênicas, extração de dentes em extrusão ou desgastes seletivos reduzidos. Esse equilíbrio ajuda a restabelecer os contatos posteriores simultâneos com aqueles estabelecidos na placa miorrelaxante, ou mesmo a utilizar o dispositivo interoclusal, caso o suporte posterior e o suporte canino bilateral puderem ser restabelecidos de maneira confiável e precisa. Se o equilíbrio exige retificações maiores ou meios mais radicais, tais como a ortopedia dentofacial ou a prótese, a placa de mordida, reduzida à menor altura possível, manterá a situação durante todos os trabalhos, desde que os setores laterais estejam calçados.

Enfim, quando a situação assintomática obtida exige retificações consideráveis não-aceitas pelo paciente e também a fim de preservar a situação obtida, a placa de mordida é transformada em placa de estabilização, conforme proposto por Shore [135]. Acrescenta-se resina, em estado ainda fluido, nos setores cuspidados superio-

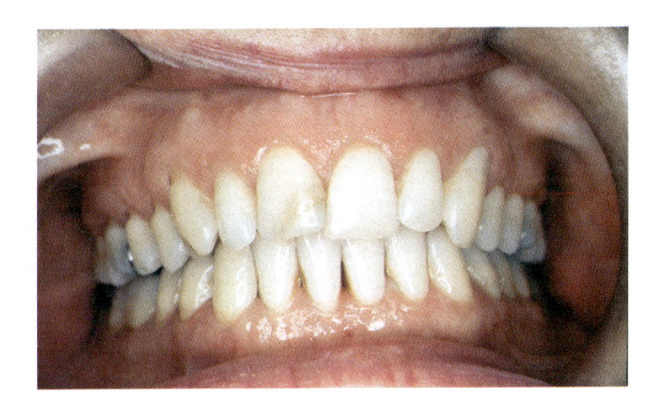

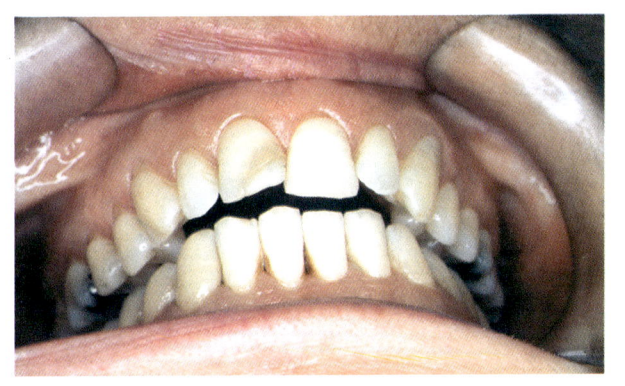

FIGURA 2.84
FIGURA 2.85 Máxima intercuspidação antes e depois do uso da placa de mordida durante algumas horas.

res e nos grampos. O paciente é solicitado a fechar a boca sobre a placa de mordida e, dessa forma, efetuar todos os deslocamentos mandibulares até a polimerização completa (Figura 2.86). Após o endurecimento da resina, o dispositivo é retirado da boca e retocado a fim de eliminar as saliências demasiadamente grandes que poderiam limitar a mandíbula (Figura 2.87). São mantidas apenas fossas discretas em relação às cúspides suportes, para que a situação mandibular relaxada seja conservada sem problemas (Figuras 2.88 e 2.89). A partir daí, pode-se então falar em órtese de estabilização (conforme capítulo correspondente).

Casos em que a placa de mordida não produz nenhuma mudança

Após oito dias de uso regular, a primeira coisa a ser verificada, através de manipulação, é se o relaxamento mandibular foi efetivamente obtido e se os sintomas iniciais diminuíram. Se isso não tiver ocorrido, a placa de mordida está,

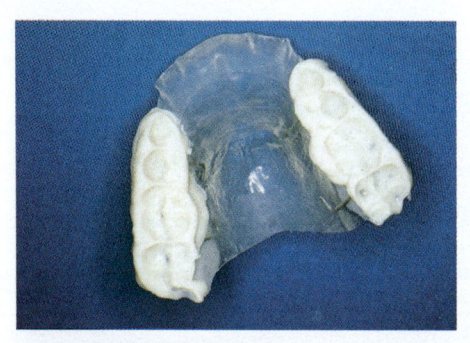

FIGURA 2.86 Acréscimo de setores laterais na placa miorrelaxante.

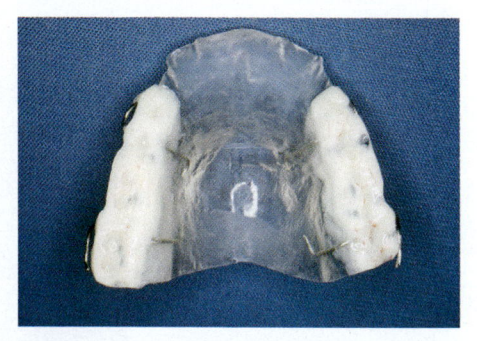

FIGURA 2.87 Placa de mordida miorrelaxante transformada em dispositivo de estabilização.

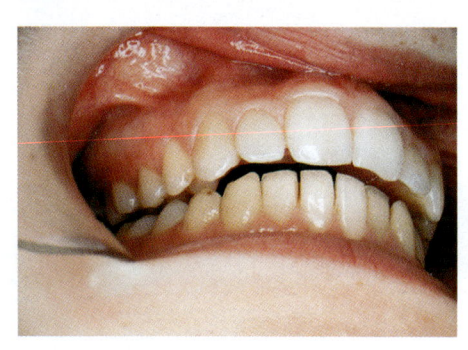

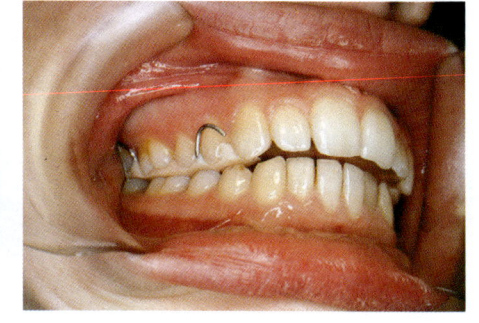

FIGURA 2.88
FIGURA 2.89 Placa de mordida modificada através de dispositivo de estabilização: situação da boca antes e depois.

de uma forma ou de outra, mal-ajustada (DVO ou placa plana) ou o diagnóstico que levou à sua indicação estava errado.

Os erros de ajuste mais comuns dizem respeito ao surgimento de contatos entre os dentes mandibulares e os grampos *cavaliers*. Pode ocorrer também que os contatos anteriores mal-ajustados na placa de mordida provoquem parafunções. Nesse caso, o ajuste da órtese deve ser refeito, e os resultados devem ser reavaliados em alguns dias.

RESUMO
Placa de mordida miorrelaxante (Figura 2.90)
- Visa ao relaxamento muscular.
- Confeccionada preferencialmente em laboratório, sem articulador.
- Exige ajustes muito precisos na boca.

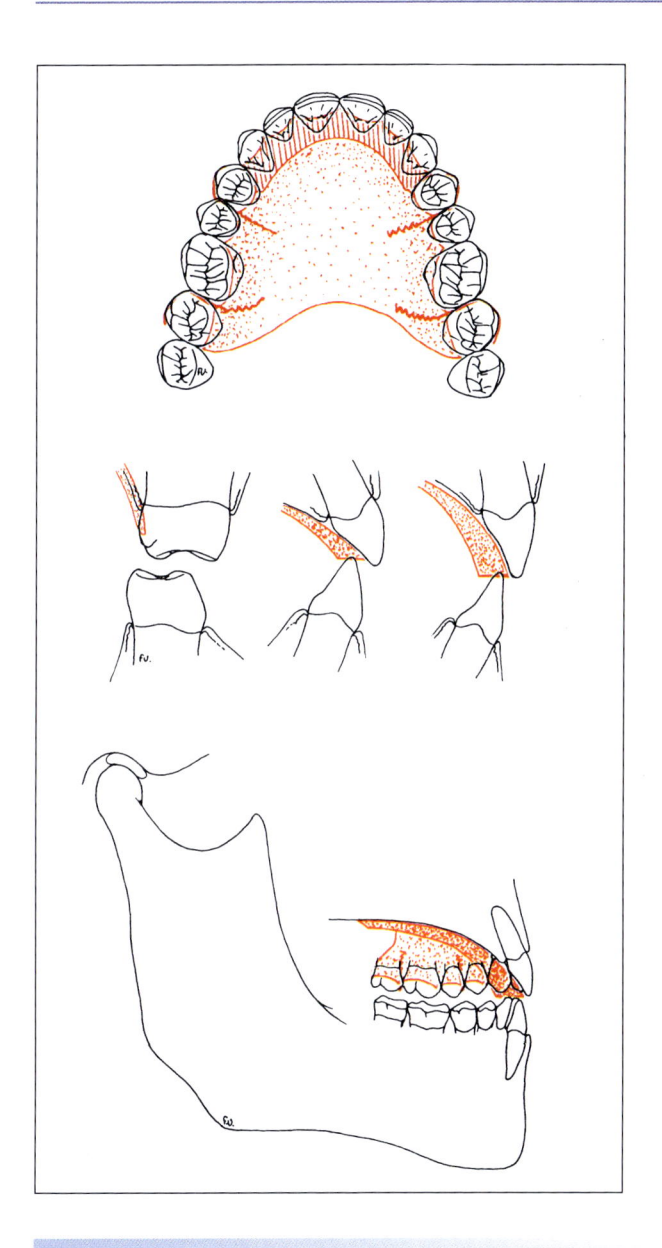

FIGURA 2.90 Placa de mordida miorrelaxante.

- Usada durante 24 horas, durante 8 dias ou mais.
- Ação rápida e clara.
- Permite registrar as relações intermaxilares.
- Pode ser transformada em placa de estabilização.
- Contra-indicada em caso de deslocamento do disco articular.

Placa de mordida miorrelaxante ou placa oclusal: qual escolher?

Independentemente dos hábitos dos odontólogos, é preciso levar em conta diferentes elementos relacionados às patologias tratadas, aos pacientes, a suas situações profissionais e à produção dos laboratórios de prótese. Deve-se poder contar com um dispositivo oclusal de boa qualidade ao sair do laboratório. Certamente, é mais difícil obter dos laboratórios habituais uma boa placa miorrelaxante do que obter uma boa placa oclusal. Portanto, é muito importante, sobretudo no caso de uma placa de mordida miorrelaxante, que as condições de fabricação sejam perfeitamente respeitadas; do contrário, o tempo passado no consultório para o ajuste seria longo, e a execução, difícil.

A preferência pessoal de cada cirurgião-dentista também interfere no equilíbrio do dispositivo interoclusal. Os ajustes das placas são realizados mais facilmente sobretudo se a órtese foi feita em articulador. Mais uma vez, a precisão dos ajustes da parte retroincisiva de uma placa de mordida é muito mais exigente do que os desgastes seletivos de equilíbrio sobre uma placa de recondicionamento neuromuscular. Com a placa de mordida, os ajustes devem ficar perfeitos desde o dia de sua colocação, já que o aparelho é colocado, no máximo, oito dias depois. Essa precisão, porém, é garantia de sucesso mais rápido.

A forma de trabalhar do odontólogo intervém igualmente, na medida em que o tempo dedicado na segunda sessão para uma placa oclusal será menor e menos exigente do que para uma placa miorrelaxante, na qual é preciso intervir de modo significativo: registro das relações intermaxilares, análise oclusal, abaixamento do plano de oclusão e, eventualmente, equilíbrio na boca ou transformação da placa miorrelaxante em placa de estabilização.

Essa diferença de cronologia na intervenção se confirma no tempo, uma vez que, com uma placa de mordida, os problemas são tratados em duas ou três sessões, ao passo que o uso da placa oclusal de recondicionamento neuromuscular resulta em meses de acompanhamento antes que o plano de tratamento possa ser validado. Cada profissional estabelecerá isso em função de sua maneira de trabalhar.

O fator tempo interfere também no tipo de relação terapêutica estabelecida. Para alguns pacientes, um tratamento curto com a placa de mordida é "insuficiente"; para outros, ocorre o contrário, pois a obtenção de um resultado rápido permite a instalação de uma confiança indispensável no sucesso terapêutico. Com as placas oclusais, os meses de acompanhamento permitem tratar os problemas de modo progressivo, eliminando a noção de urgência. Contudo, podem causar a cristalização na esfera orofacial das preocupações de pacientes frágeis ou que exijam cuidados.

A utilização de uma placa miorrelaxante é mais delicada para o paciente do que a utilização de uma placa oclusal. No primeiro caso, deve-se aceitar o uso permanente e a desoclusão posterior que dificultam a alimentação, ao passo que a placa oclusal deve ser usada somente à noite. A escolha da órtese exige, portanto, que o paciente seja bem informado a respeito do aparelho que terá de usar.

Do ponto de vista dos ajustes propriamente ditos, não há praticamente nenhuma boca na qual não se possa ajustar corretamente uma placa de mordida miorrelaxante.

No caso das placas oclusais, freqüentemente, considerando a posição mandibular inicial marcada por contraturas, é impossível equilibrar a superfície oclusal molar sem provocar nela perfurações. Essas perfurações, em si mesmas, não apresentam conseqüências nefastas, mas criam possibilidades de contatos dentários que podem prejudicar a boa atividade do dispositivo, ou seja, é normal que não se consiga equilibrar perfeitamente uma placa de recondicionamento neuromuscular a partir da sessão de colocação. Contudo, a própria lógica do dispositivo prevê uma reintervenção na semana seguinte, se um real relaxamento melhorar as possibilidades de equilíbrio.

É muito mais fácil neutralizar as informações oclusais em uma placa miorrelaxante (obtida com leve desgaste) do que reembasar a superfície oclusal de uma placa, mesmo que esta seja lisa. Se a placa apresenta reentrâncias mínimas no momento da colocação, seja devido a desgastes imprecisos, seja porque o laboratório quis marcar as relações oclusais programadas em articulador, corre-se o risco de um insucesso.

A utilização de uma placa miorrelaxante não exige uma escolha em matéria de relação maxilomandibular, enquanto, muitas vezes, a elaboração de uma placa de recondicionamento neuromuscular é acompanhada por uma escolha oclusal que se materializa pelo encerramento da oclusão enviada ao laboratório.

Na realidade, quando se recorre a esse tipo de placa, não são necessárias interferências terapêuticas anteriores, tais como correspondência das linhas interincisivas, marcações radiográficas, ou mesmo testes cinesiológicos.

A verdadeira vantagem das órteses de recondicionamento neuromuscular é possibilitar a eliminação das contraturas musculares e eliminar, transitoriamente, tanto os contatos dentários quanto os comportamentos patogênicos.

Convenientemente indicadas, cuidadosamente adaptadas e bem dominadas pelo odontólogo que as utiliza, as placas miorrelaxante e de recondicionamento neuromuscular constituem órteses muito eficazes que devem ser exploradas em função de cada caso.

Sistemas de ponto central de apoio

Indicações e princípios

Com freqüência, o desdentado total vem acompanhado por distúrbios musculoesqueléticos, principalmente quando próteses antigas demais e inadequadas são a causa de parafunções ou de seu agravamento. Em tais condições, a realização de próteses totais adaptadas exige que:
– as parafunções e os problemas musculoarticulares sejam tratados;
– relações intermaxilares funcionais sejam localizadas e registradas.

Foi para responder a essas preocupações que Gerber [41] propôs sua "técnica do registro das relações intermaxilares para a prótese, o diagnóstico e a terapia da oclusão", que recorre a um ponto central de apoio. Essa técnica pode ser utilizada também para maxila e mandíbula dentadas, inclusive para reconstruções com pontes.

Esse método que descrevemos é o clássico, utilizado em prótese total. Algumas pequenas alterações são necessárias para transpô-lo para a maxila/mandíbula dentadas, permanecendo, contudo, os mesmo princípios gerais.

Na maquete de oclusão mandibular corretamente ajustada, adapta-se uma pequena platina horizontal (placa de registro). A maquete de oclusão maxilar é preparada para receber um suporte com pino, colocado também horizontalmente, de forma a respeitar o plano de Camper (Figura 2.91).

O pino da platina maxilar deve fixar-se perpendicularmente na platina mandibular e regular a dimensão vertical de oclusão, conforme estiver mais ou menos fixo em sua bainha roscada (Figuras 2.92 e 2.93). Esse pino deve apoiar-se no centro da arcada mandibular, daí o nome da técnica: ponto central de apoio. Pastant [110] propõe inverter o sistema e instalar o pino em um pequeno arco posicionado na mandíbula, evitando-se, assim, contrair a língua em uma posição baixa pela placa de registro, o que poderia revelar-se contrário ao objetivo buscado (Figura 2.94) [26]. Dawson [29] estima que o ponto central de apoio e a placa miorrelaxante dão uma posição maxilomandibular idêntica à relação cêntrica obtida com sua manipulação bimanual.

ÓRTESES DENTÁRIAS NA PRÁTICA CLÍNICA 89

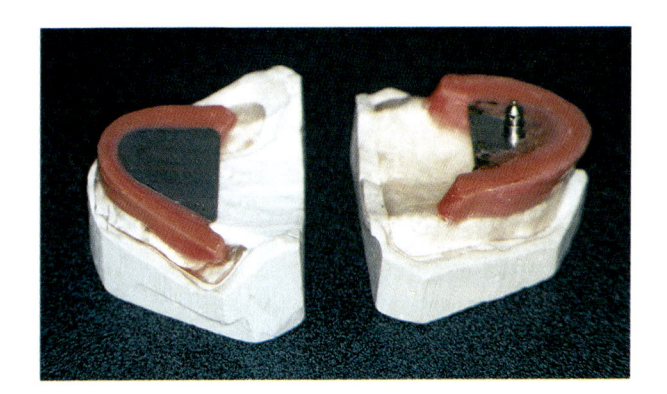

FIGURA 2.91 Sistema do ponto central de apoio de Gerber.

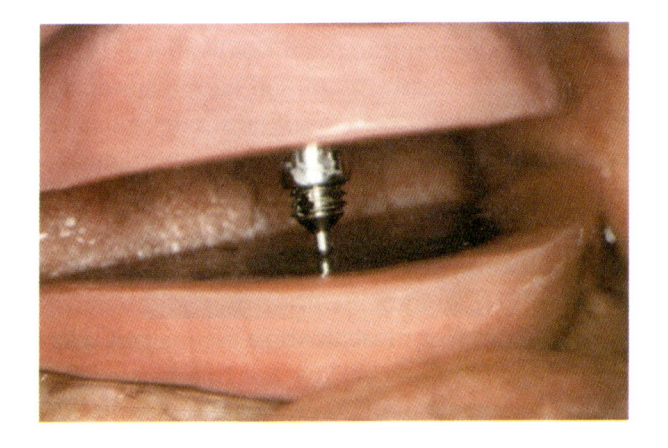

FIGURA 2.92 Ajuste na boca da DVO através do ponto central de apoio.

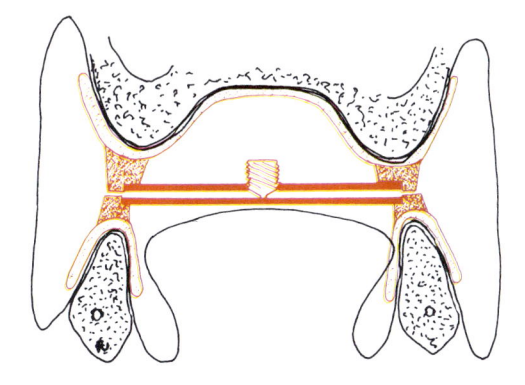

FIGURA 2.93 Esquema do sistema de ponto central de apoio de Gerber.

O paciente é solicitado a mobilizar sua mandíbula lateralmente e em propulsão, o que permite que o pino trace um arco gótico de Gysi sobre a platina oposta, recoberta por um lápis de ponta grossa ou por um filme colorido

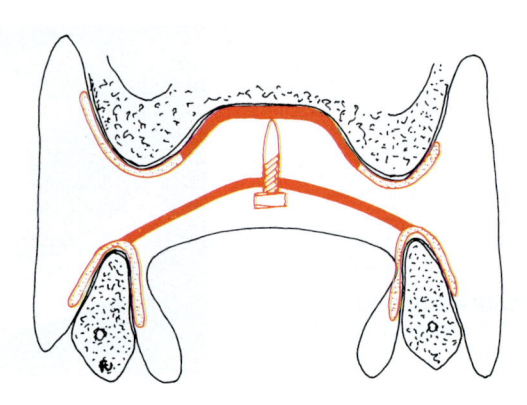

FIGURA 2.94 Esquema do sistema do ponto central de apoio de Pastant.

(Figura 2.95). A análise do traçado e sua reprodução permitem avaliar o estado de saúde do sistema musculoarticular do paciente, sendo seu valor diagnóstico de extrema importância. Caso um paciente apresente um traçado irregular ou mesmo incapaz de fazer o arco gótico de Gysi (sinal de uma não-coordenação musculoarticular), o dispositivo pode ser usado como terapia. O sistema de ponto central de apoio é, então, montado em maquetes de reeducação ou nas próteses antigas. O paciente as utiliza durante vários dias e com elas efetua regularmente exercícios, compostos por diferentes movimentos mandibulares. Clinicamente, as contraturas e as disfunções musculares se atenuam. O paciente pode, desse modo, traçar um arco gótico aceitável, o que indica uma melhora funcional. Uma pequena pastilha de plástico transparente, perfurada com um único furo, é usada com o sistema de Gerber – é colada na platina de registro de forma que sua perfuração fique acima da ponta da seta do arco

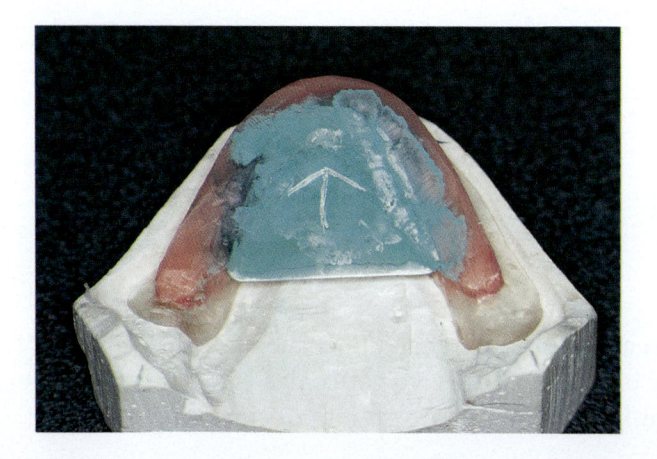

FIGURA 2.95 Arco gótico de Gysi traçado na placa de registro.

gótico de Gysi, a fim de receber a ponta do pino que manterá a posição de referência assim obtida (Figura 2.96). Dessa maneira, torna-se possível o registro das relações intermaxilares.

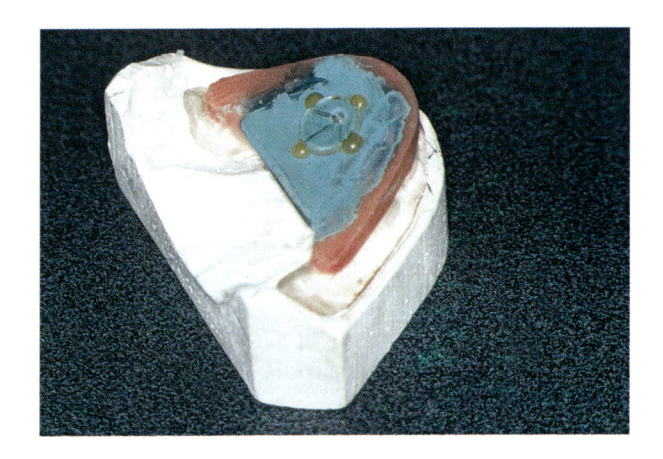

FIGURA 2.96 Determinação da relação cêntrica por uma pastilha perfurada no topo do arco gótico.

Registro das relações intermaxilares

Com uma faca de cera, são feitos entalhes nas faces laterais das bandas de oclusão maxilar e mandibular. Então, o paciente deve fechar e abrir várias vezes a boca para verificar se o pino se encaixa fácil e regularmente em seu lugar, no buraco da pastilha redonda colada na placa de registro. Um gesso de impressão (Snow white®) é introduzido lateralmente entre as bandas.

O paciente une os lábios e o odontólogo massageia lentamente as bochechas e os lábios para distribuir o gesso ainda fluido e fazê-lo penetrar nas placas. Após o endurecimento, tiram-se as maquetes da boca e verifica-se o posicionamento do pino na pastilha. Caso tenha sido utilizada uma placa de registro para transposição, pode-se então adaptar-se nela o arco facial do sistema de Gerber.

RESUMO

Sistema de ponto central de apoio
- Para fins de recondicionamento neuromuscular.
- O recondicionamento é buscado por traçados.
- Exige um material especial.
- Utilizado sobretudo em prótese total.
- Permite registrar as relações intermaxilares.

3

Órteses de reposicionamento mandibular

DEFINIÇÃO

Trata-se de aparelhos ortopédicos colocados na mandíbula ou na maxila, que apresentam um anteparo de reposicionamento e/ou reentrâncias profundas que, quando os músculos levantadores mastigatórios se contraem, reposicionam obrigatoriamente a mandíbula, de modo que as superfícies e os discos articulares das articulações temporomandibulares sejam corretamente encaixados. Gelb [40] e Weinberg [154, 155] parecem ter sido os primeiros autores a propor essas placas, ou seja, antes mesmo de os trabalhos de Farrar [36, 37] terem trazido esclarecimentos para a compreensão dos distúrbios intra-articulares.

DISTÚRBIOS INTRA-ARTICULARES

A partir dos trabalhos de Rees [118], Farrar [35-37] e Ogus e Toller [100], pode-se distinguir duas situações articulares bem-esquematizadas e que correspondem a classes diagnósticas:
– *o deslocamento do disco com redução (Figura 3.1)*, caracterizado por uma coaptação defeituosa cabeça da mandíbula-disco articular (às vezes expressa em termos de desunião cabeça da mandíbula-disco), durante a máxima intercuspidação, e pelo surgimento de um estalido durante a abertura da boca no momento em que a cabeça da mandíbula coloca-se sob o disco. A seqüência do movimento é realizada em boas relações articulares, mas, durante o fechamento, um estalido recíproco é ouvido quando o encaixe cabeça da mandíbula-disco articular perde-se novamente, levando a cabeça da mandíbula geralmente a uma posição extremamente posterior, que exerce, dessa forma, uma pressão mais ou menos dolorosa na zona retrodiscal;

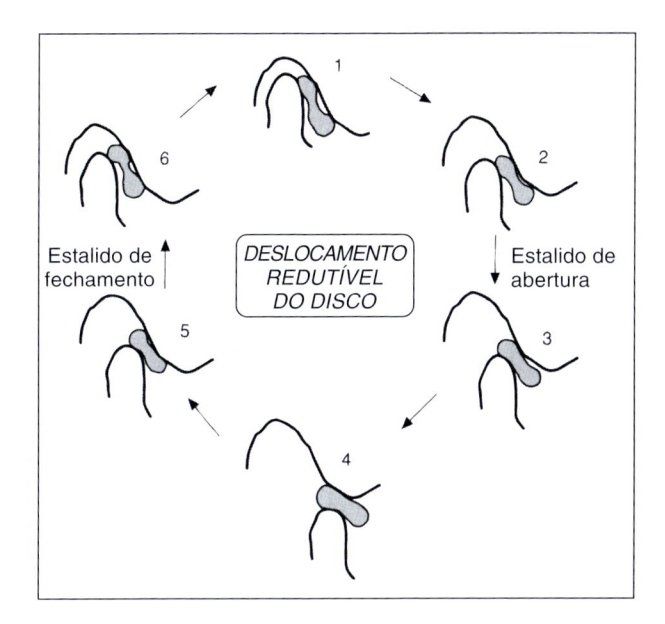

FIGURA 3.1 Esquema sagital do deslocamento do disco com redução.

– *o deslocamento do disco sem redução (Figura 3.2)*, caracterizado por uma falha de coaptação das superfícies cabeça-disco articular durante a máxima intercuspidação e os deslocamentos mandibulares, sendo estes, em geral,

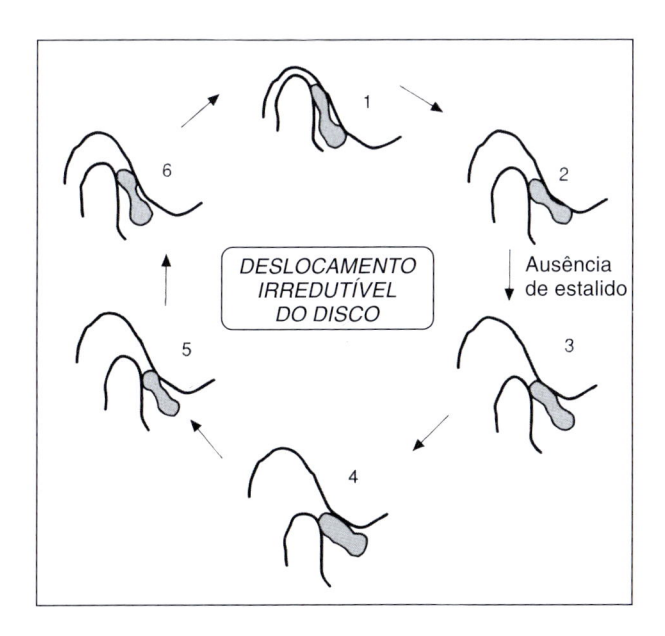

FIGURA 3.2 Esquema sagital do deslocamento discal sem redução.

muito limitados pelo obstáculo que o disco deslocado acaba constituindo na frente e, de modo freqüente, medialmente. Nenhum ruído articular é perceptível durante os movimentos mandibulares. A cabeça da mandíbula exerce permanentemente uma pressão sobre a zona retrodiscal estendida. Se essa situação for antiga, a amplitude dos movimentos provavelmente poderá estar aproximada do normal ou parecer mesmo quase normal.

A essas situações clássicas que parecem influenciadas pela lassidão articular [121], incorporam-se perturbações iniciais, mais ou menos bem-definidas (sinovite, capsulite, desunião precoce, aderência ou fissuras do disco, etc.) ou muito antigas, levando a perfurações do disco e a artrites temporomandibulares bem-conhecidas dos reumatologistas.

As placas de reposicionamento mandibular são destinadas aos deslocamentos discais com redução e a certos casos de deslocamentos sem redução após tratamento por manipulação. Distinguem-se vários tipos de dispositivos interoclusais em função da situação intra-articular:

– para um deslocamento discal doloroso com redução, recorre-se a uma placa de recaptura maxilar ou mandibular que, como seu nome indica, reduz o deslocamento, modificando as condições oclusais;

– para um deslocamento discal sem redução, recorre-se a um dispositivo posterior e/ou a uma placa de descompressão, que busca favorecer o retorno do disco para a fossa mandibular ou mantê-lo ali, se uma manipulação da mandíbula pôde restabelecer uma situação articular aceitável.

O tipo de órtese utilizada tem por base, portanto, um diagnóstico preciso das alterações articulares, de acordo com os elementos musculoarticulares implicados e com o potencial evolutivo da articulação por remodelamento [97]. Esse diagnóstico deve estar inscrito no conjunto dos processos de adaptação [38, 150].

Inúmeros meios diagnósticos são propostos e discutidos pelos diferentes autores:
– entrevista clínica;
– exame clínico das ATMs e da musculatura regional – inspeção, palpação, auscultação, testes de provocação e observação do jogo articular dinâmico ou estático;
– observação da cinemática mandibular;
– imagem – radiografia transcraniana padrão, tomografias, ou mesmo artrografia articular e, sobretudo, imagem por ressonância magnética nuclear;
– ceras de diagnóstico;

- axiografia e estudo tridimensional da posição mandibular pelo indicador de posição mandibular (MPI) do sistema SAM;
- estudos posturais e cinesiologia;
- Doppler.

Mongini [97] estudou clinicamente as relações entre a máxima intercuspidação e o posicionamento tridimensional das cabeças da mandíbula. Para esse autor, "se a posição tridimensional da mandíbula está alterada, ela está provocando danos no nível das ATMs" e "se a direção e o cumprimento dos músculos mastigatórios estão alterados, isso pode favorecer as incoordenações cabeça-disco articular". Mongini avalia a posição e o deslocamento mandibular em relação a três itens: as cabeças da mandíbula e a linha mediana mandibular. Para um deslocamento lateralizado para a esquerda dessa linha mediana, pode-se considerar três tipos de deslocamentos da cabeça de mandíbula:
- o bloqueio da cabeça direita e o recuo da cabeça esquerda;
- o bloqueio da cabeça esquerda e o avanço da cabeça direita;
- o avanço da cabeça direita e o recuo da cabeça esquerda.

A observação precisa desses deslocamentos (através de palpação, radiografia, axiografia, etc.) permite dizer se estamos diante de uma situação assimétrica estrutural ou secundária.

A exploração desses meios permite, em muitos casos, eliminar ou afirmar uma patologia intracapsular verdadeira e, portanto, indicar, caso necessário, o uso de uma placa de reposicionamento. No entanto, em certas situações complexas que envolvem dores musculares e intracapsulares, o percurso mais comum é, em um primeiro momento, recorrer a uma órtese que tenha como objetivo diagnosticar e, ao mesmo tempo, suprimir as contraturas musculares subjacentes. O aparelho utilizado normalmente é uma placa maxilar ou mandibular lisa [22].

"Mesmo que eu tenha constatado estalidos recíprocos... tenho interesse em obter uma boa resolução muscular... e em empregar uma placa" [149]. "Quando estou um pouco confuso, com dúvidas a respeito da posição terapêutica... utilizo uma placa maxilar lisa" [97]. "Nos casos de deslocamento do disco redutível, uma placa evolutiva é sempre preparada previamente" [122], etc. Diferentes trabalhos compararam os resultados obtidos pelos dois tipos de placa no tratamento para estalidos recíprocos [47, 75, 112, 158]. Greene e Laskin [49], depois de tratarem 190 pacientes com deslocamento do disco redutível doloroso sem a utilização de placa de redução, mas através de relaxamento, medicamentos, cinesioterapia, placebo, etc., obtiveram 76% de melhora global em cinco anos. O estalido articular não pediria, pois, tratamento, e as dores seriam conseqüência de uma outra causa, atenuável, por sua vez, pela remodelação do disco e dos tecidos retrodiscais.

Serfaty [129] e Mongini [97] pensam que a ausência de contatos posteriores nas placas de mordida miorrelaxantes poderia agravar um deslocamento do disco em fase inicial. Em alguns casos, o aumento das dores possibilitaria, em poucas horas, estabelecer relações entre os níveis articular e muscular [30]. Nossa experiência com a placa de mordida miorrelaxante nos leva a dizer, no entanto, assim como Jeanmonod [58], que certos estalidos recíprocos são interrompidos muito rapidamente com esse aparelho, confirmando, nesses casos, a contribuição muscular para a perda das relações intra-articulares.

PLACAS DE RECAPTURA

Indicações e contra-indicações

As placas de recaptura são destinadas aos deslocamentos discais com redução, dolorosos ou que tendem a evoluir para o deslocamento sem redução. O deslocamento do disco sem redução (28 a 50%, segundo os estudos) não exige o uso de órtese [103]. É importante pensar que nem todo deslocamento do disco exige um tratamento com placa de recaptura [106, 111, 141]. De fato, a utilização da placa leva, em geral, a uma situação clínica instável que pode gerar intervenções extensas (restauração oclusal completa, ortopedia dentofacial), cujas dificuldades e os riscos não devem ser subestimados.

Todos os autores concordam em reconhecer que a situação de deslocamento do disco fica mais favorável quanto mais o estalido de abertura for precoce e o de fechamento for tardio, ou seja, quanto mais rapidamente as relações cabeça-disco articular forem restabelecidas durante a abertura da boca ou durante a propulsão. A título de exemplo, citemos Farrar [37], que estima que o deslocamento anterior exigido da mandíbula pode variar de 1 a 2,5 mm. Para Dawson [30], o encaixe das estruturas articulares deve ser estabelecido após 5 mm de abaixamento ou 3 mm de propulsão. Na verdade, além desses números um pouco estritos, é preciso saber que, felizmente, há casos de deslocamento redutíveis, que parecem *a priori* fora dos limites de indicações, mas que podem, contudo, recorrer a um tratamento com órtese. Também é preciso ser prudente para não prometer ao paciente um resultado que, de qualquer forma, permanece aleatório.

Os estalidos de abertura muito tardios, antigos, que tenham resultado em adaptações articulares e que não sejam responsáveis por nenhuma dor não exigem tratamentos com placa de redução.

As contra-indicações dessas placas são evidentes: não devem ser utilizadas quando as condições articulares são fisiológicas.

Princípios de utilização de uma placa de recaptura

Deve-se, primeiro, situar, durante a abertura mandibular, o momento preciso em que as cabeças mandibulares encontram sua posição fisiológica na porção inferior dos discos articulares. Essa posição de reencaixe é chamada de posição terapêutica, e deve materializar uma situação de conforto adquirida. Em geral, os discos estão mais ou menos danificados, e a posição mandibular terapêutica busca, acima de tudo, recolocar tecido discal entre as superfícies articulares bilaterais. Essa posição será mantida graças à placa com reentrâncias profundas ou a um anteparo de reposicionamento, que guiarão a mandíbula durante o fechamento da boca.

O suporte interarco na posição terapêutica permite manter o encaixe das estruturas articulares, aliviar os tecidos retrodiscais e, nos casos favoráveis, chegar, em alguns meses, a uma certa cicatrização desses tecidos.

Através de ajustes sucessivos da morfologia oclusal da placa, é possível, nos casos mais favoráveis, conseguir um recuo progressivo das cabeças mandibulares e dos discos corretamente encaixados para a posição que ocupam habitualmente nas fossas mandibulares. Alcançada tal situação, mesmo que de modo aproximado, restará proceder à restauração oclusal funcional permanente, recorrendo-se às técnicas clássicas.

Como determinar a posição terapêutica

Diferentes técnicas são propostas e utilizáveis simultaneamente, sabendo-se que a recaptura do disco propicia um desaparecimento imediato dos ruídos articulares, embora "a eliminação dos sintomas não baste para provar que a placa oclusal é bem concebida" [30].

- *Radiografia transcraniana*

Ela foi proposta nos anos de 1950 por Lindblom [71] e por Weinberg [156]. Este pretendia poder afirmar sua precisão de 0,2 mm aproximados e a utilizou para programar um articulador Hanau® graças a seu botão de propulsão. Gaush e Kulmer [39] também recorreram a um exame radiográfico.

Embora muitos autores estimem, com razão, que a radiografia transcraniana não é tão precisa na determinação do posicionamento das ATMs [31], é preciso reconhecer seu grande valor como meio de confirmação ou de invalidação de elementos clínicos.

Mongini [97] propõe a utilização de uma incidência de um ângulo de 15 a 25º, no plano horizontal, e de 0 a 15º, no plano frontal, para situar a posição das cabeças da mandíbula em relação às fossas mandibulares (semelhante às incidências de Schüller).

Em certos casos, a tomografia pode dar informações complementares.

- *Observação clínica durante os movimentos mandibulares*

Essa observação é proposta pela maioria dos autores [6, 21, 30, 31, 33, 37, 45, 76, 96, 97, 146]. O paciente é solicitado a abrir a boca ao máximo (para além do estalido de abertura que marca o reencaixe das estruturas articulares) e, depois, a fechá-la em uma posição de topo ao topo (incisivo).

Posicionando-se à frente ou atrás do paciente, o odontólogo coloca a ponta dos três dedos do meio nas ATMs e tenta perceber o deslocamento das cabeças da mandíbula (Figura 3.3). Ele segue os deslocamentos das cabeças da mandíbula, mas observa simultaneamente os deslocamentos dentários incisivo-caninos (o contato interarcos deve ser mantido durante todo o deslizamento), de modo que possa situar o lugar preciso onde se produz a perda de encaixe das superfícies articulares (estalido de retorno). Alguns marcam esse lugar com um traço de lápis sobre as

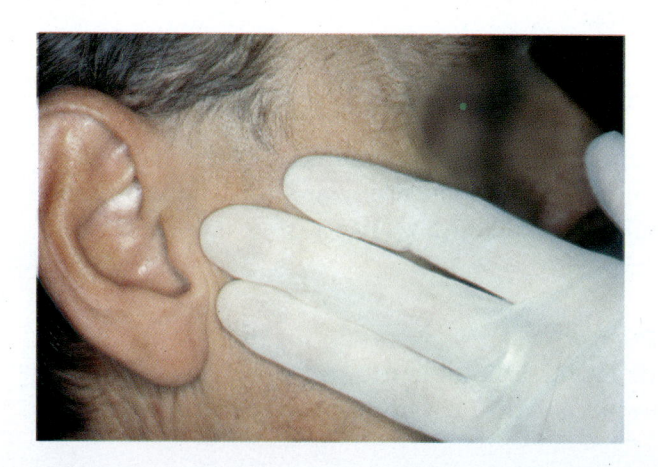

FIGURA 3.3 Palpação lateral do deslocamento condilar durante movimentos mandibulares de abertura-fechamento em posição topo a topo (incisivo).

faces vestibulares dos dentes a fim de reencontrá-lo mais facilmente depois. Então, o paciente é solicitado a controlar o movimento mandibular incisal (incisivo superior, incisivo inferior) para interromper o recuo exatamente antes da perda de encaixe cabeça-disco. A utilização de um espelho simplifica a operação (Figura 3.4). Se a correspondência das linhas medianas é correlata à posição ortopédica buscada, o paciente deve manter essa correspondência.

- *Outras técnicas*

A axiografia, através de exame cuidadoso dos traçados sagitais, permite situar precisamente o momento no qual o estalido de retorno é produzido [137].

O Doppler [30], a auscultação e a técnica do ponto central de apoio [97] podem ajudar a determinar a posição terapêutica.

A cinesiologia, por sua vez, seria, para Clauzade [24], um elemento indispensável para avaliar a validade da posição determinada.

A utilização de referências padronizadas nos modelos em gesso, por fim, segundo Lieb [69], permitiria encontrar a posição na qual a placa deve ser realizada. Essa técnica resulta, no entanto, em incoerências clínicas.

Como registrar a posição terapêutica determinada clinicamente

O registro é feito geralmente por meio de uma cera colocada entre as arcadas e fixando sua relação exata antes do estalido de retorno (Figura 3.5). A cera deve ser de uma espessura adaptada às condições de desoclusão posterior, criada pelo deslocamento anterior da mandíbula. Dawson prefere uma tripla espessura, ao passo

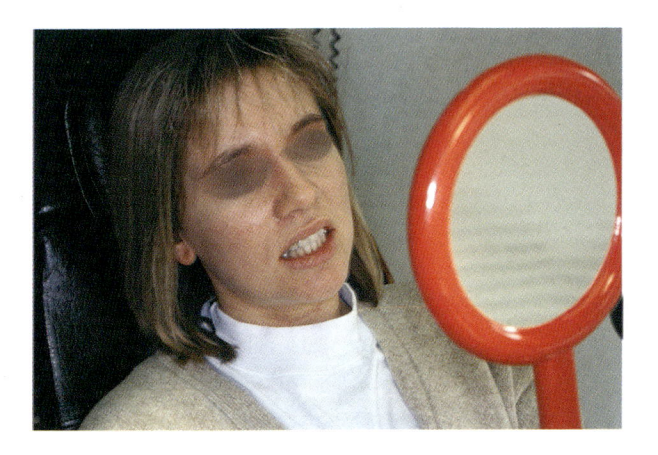

FIGURA 3.4 A utilização de um espelho facilita a determinação da posição terapêutica.

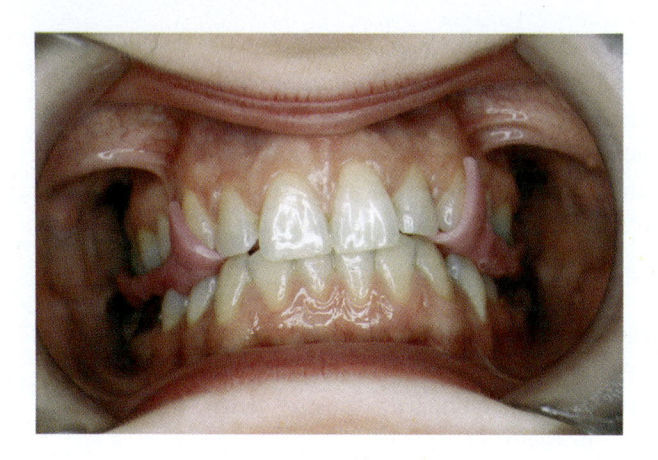

FIGURA 3.5 Registro da posição terapêutica sobre o trajeto inter-incisal exatamente antes do estalido retornar.

que outros autores optam por materiais menos espessos. Um controle radiográfico da posição da cabeça de mandíbula terapêutica registrada revela-se bastante útil.

O paciente é, então, levado para uma radiografia transcraniana (Schüller), que será realizada, por um lado, em máxima intercuspidação e, por outro, com a boca fechada na cera de registro da posição terapêutica. Apesar das restrições quanto à precisão dos exames radiológicos, eles permitem apreender melhor e quantificar o deslocamento das cabeças entre a posição terapêutica e a posição de máxima intercuspidação (Figuras 3.6 a 3.10). É preciso acrescentar ainda que as radiografias transcranianas obtidas após a determinação do eixo de cada cabeça (incidência de Hirtz) permitem obter modelos muito exploráveis em termos de posições das cabeças da mandíbula. Mongini [97], bem como outros autores, propõe utilizar o gesso para os registros, podendo ser os elastômeros injetáveis igualmente considerados.

Órtese de recaptura em oclusor feita a partir da cera de registro da posição terapêutica

Trata-se do método mais confiável e mais fácil para a obtenção de um dispositivo seguro (Figura 3.11) [145], podendo ser, inclusive, realizado no consultório. Os modelos de trabalho fabricados em gesso pedra, provenientes de impressões em alginato, são montados em articulador através da cera de registro (Figuras 3.12 a 3.14). Somente a posição interarcos em relação terapêutica é utilizada, e não é necessário recorrer-se a articuladores semi-ajustáveis. O oclusor de Galetti® (Kerr), que não exige a utilização de gesso, é especialmente indicado.

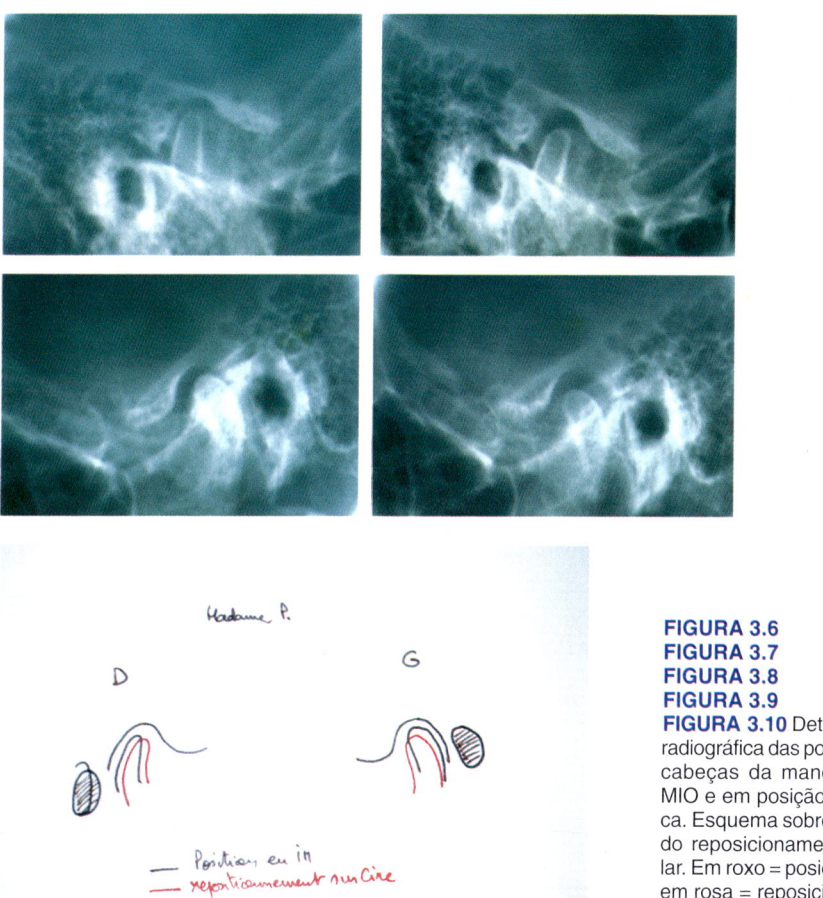

FIGURA 3.6
FIGURA 3.7
FIGURA 3.8
FIGURA 3.9
FIGURA 3.10 Determinação radiográfica das posições das cabeças da mandíbula em MIO e em posição terapêutica. Esquema sobre anteparo do reposicionamento condilar. Em roxo = posição em IN; em rosa = reposicionamento sobre cera.

O desenho da placa é traçado no modelo mandibular. Do lado lingual, o traçado respeita o sulco sublingual e o freio da língua (Figura 3.15). Por razões de conforto e de solidez, evita-se, entretanto, na maioria dos casos, a utilização de um arco lingual na zona incisivo-canina. Esse arco é substituído com vantagens por uma barra lingual em cromo-cobalto, que reúne os dois setores laterais. Do lado vestibular, o traçado inscreve-se no nível do terço oclusal dos molares e dos pré-molares. Espera-se que haja uma certa retenção do recobrimento vestibular.

Alguns grampos são preparados de modo a garantir a retenção principal da placa. Podem ser aplicados quatro grampos-bola ou, simplesmente, dois grampos Adams nos dentes molares. É preciso ter cuidado para que as partes em

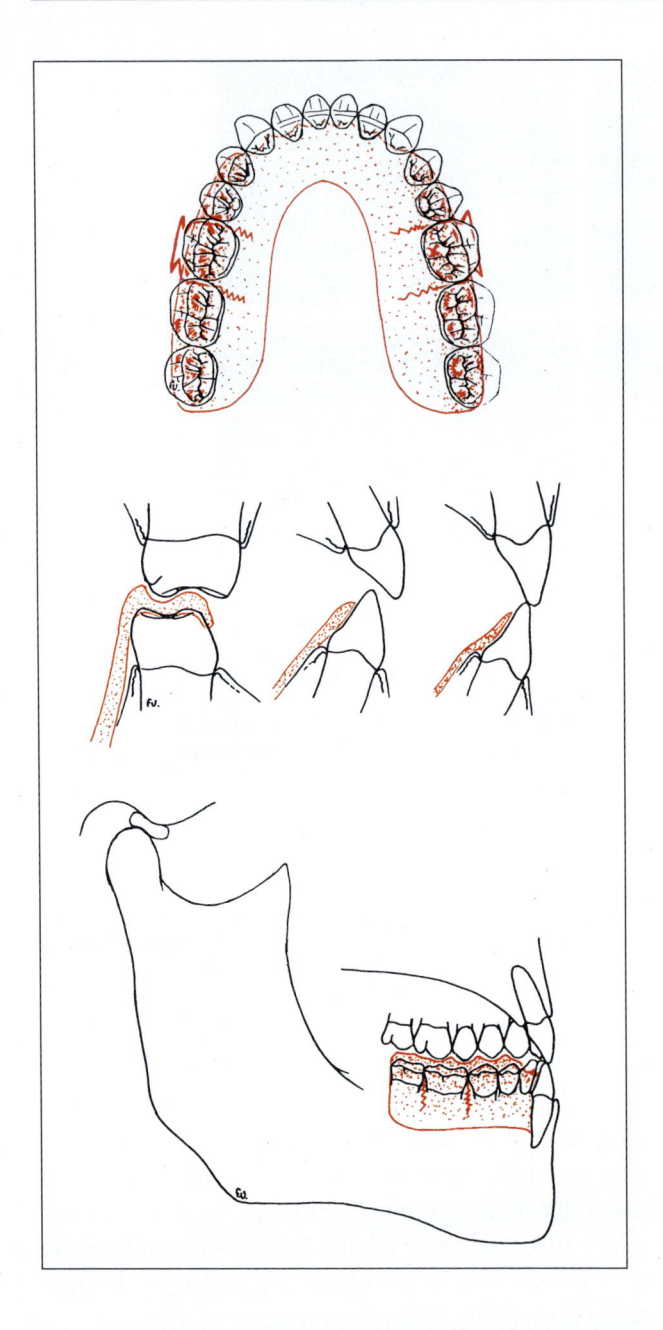

FIGURA 3.11 Placa mandibular de recaptura.

forma de U dos grampos sejam perfeitamente aplicadas entre as cristas marginais, a fim de não criar sobrespessuras que possam vir a perturbar a realização da parte oclusal da placa.

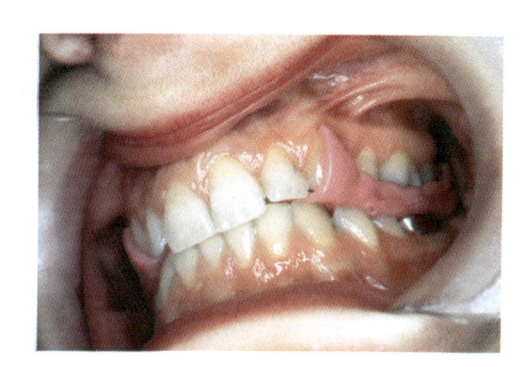

FIGURA 3.12 Registro da posição terapêutica na qual deve ser realizada a placa de recaptura.

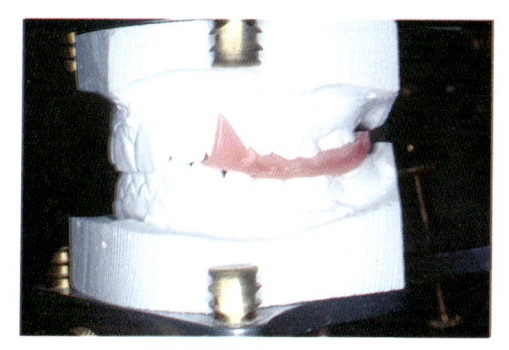

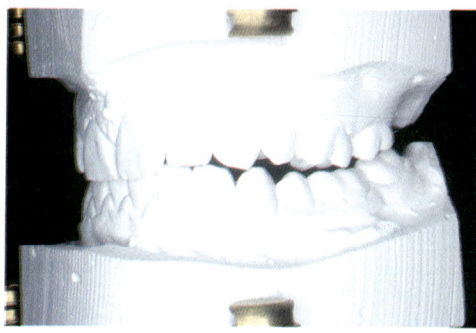

FIGURA 3.13
FIGURA 3.14 Transferência da posição terapêutica para os modelos em oclusor.

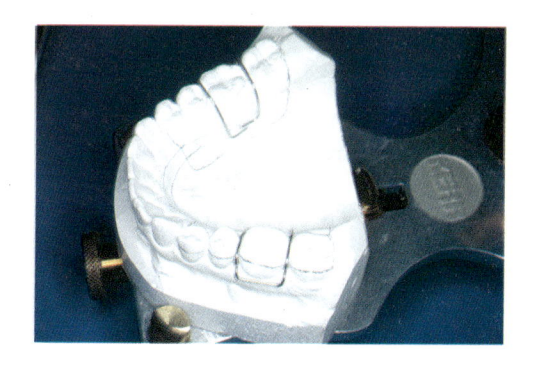

FIGURA 3.15 Desenho da placa mandibular de reposicionamento.

Uma máscara é confeccionada por meio da aplicação de uma folha de cera de tipo Modling Wax®, aquecida acima do bico Bunsen. Uma cera corretamente aplicada, sem ser estendida, permite ver o desenho da placa traçado sobre o gesso. Ela é, em seguida, recortada no traçado da placa fria com uma faca para cera. Um isolante é passado nos lugares afastados da máscara de cera. Os grampos são colocados no modelo, sendo, desse modo, a máscara de cera reaplicada. Após, suas bordas são unidas no gesso com uma espátula quente.

A barra lingual é aplicada na cera sem perfurá-la, de modo que se mantenha um espaço entre a barra e a mucosa bucal (Figura 3.16).

O espaço de desoclusão, que corresponde ao volume da cera de diagnóstico, prefigura o volume oclusal da placa e responde ao avanço mandibular (Figura 3.17). O contato dos dentes anteriores, que existia no momento do registro, é restabelecido retirando-se a máscara de cera na altura dos incisivos inferiores.

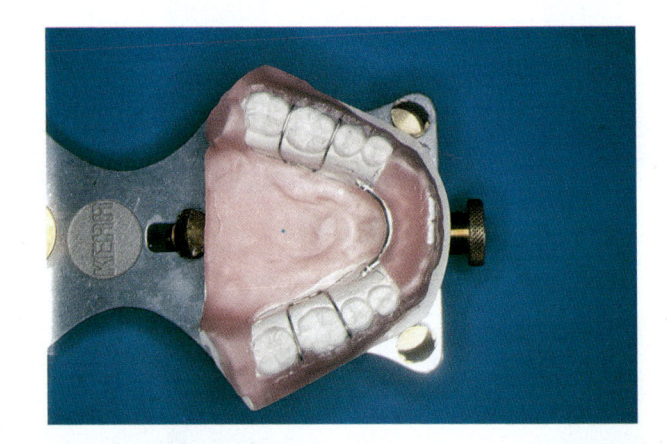

FIGURA 3.16 Máscara de cera, grampos e barra lingual posicionados.

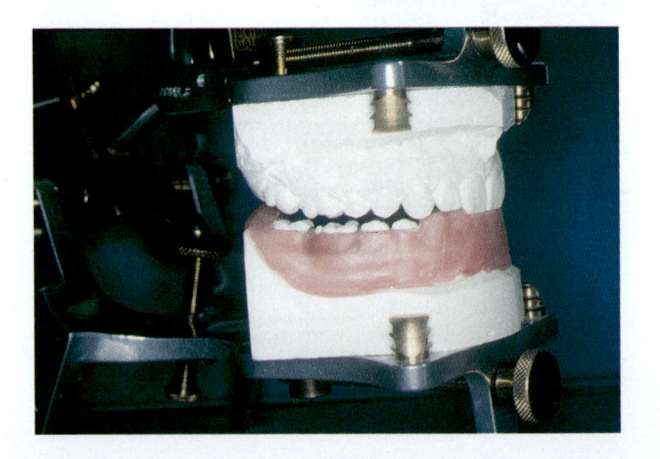

FIGURA 3.17 Desoclusão posterior correspondente à posição terapêutica e na qual a placa é realizada.

A placa é feita diretamente nos modelos em oclusor, tendo o modelo superior sido isolado. A resina utilizada é do tipo Orthocryl® autopolimerizável. O monômero é aplicado com conta-gotas no modelo inferior, no espaço deixado livre pela máscara de cera. O pó é utilizado para saturar o líquido. Essa operação é repetida até a obtenção do volume da placa.

Em sua parte oclusal, a espessura e a forma da placa são modeladas por meio do antagonista maxilar, durante os acréscimos de resina, fechando-se repetidas vezes o articulador na DVO estabelecida. A resina deve preencher, por fim, toda a desoclusão posterior (Figura 3.18).

O acabamento da placa é feito após a polimerização da resina em água quente, a 60ºC e sob pressão, no polimerizador. A máscara de cera é retirada e a placa lavada com jato a vapor. Em seguida, é afinada, respeitando-se as reentrâncias oclusais e, depois, polida (Figura 3.19). Finalizada a placa, ela deverá adaptar-se perfeitamente no modelo mandibular e permitir fixar muito precisamente o modelo maxilar nas profundas reentrâncias oclusais (Figuras 3.20 e 3.21).

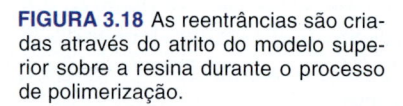

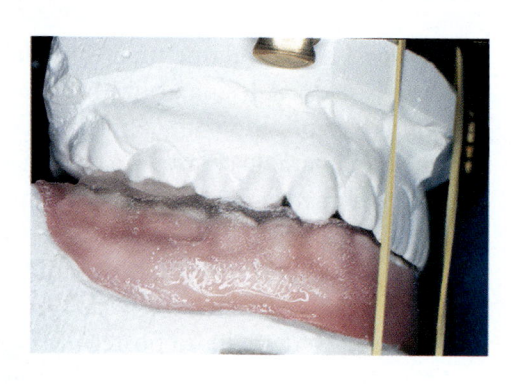

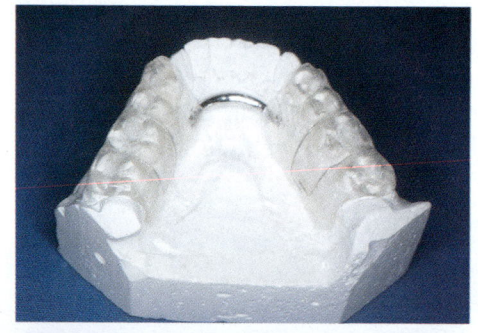

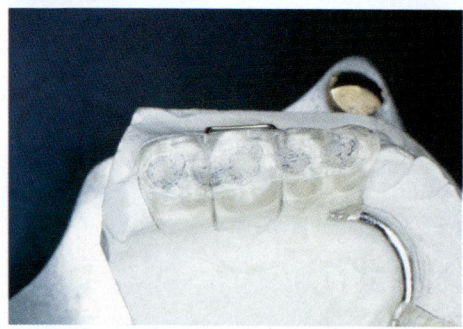

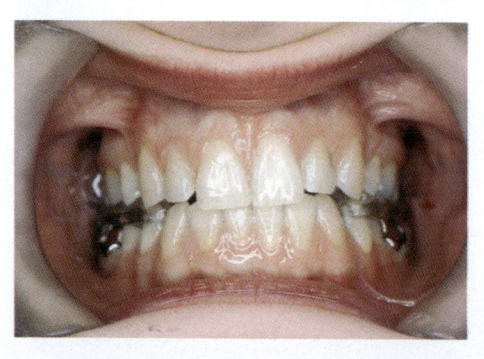

FIGURA 3.18 As reentrâncias são criadas através do atrito do modelo superior sobre a resina durante o processo de polimerização.

FIGURA 3.19
FIGURA 3.20
FIGURA 3.21 As reentrâncias oclusais da placa são precisas e profundas. A placa mantém a posição terapêutica.

Na boca, normalmente não há necessidade de ajuste, exceto para as guias caninas. O odontólogo verifica somente alguns elementos que devem garantir a qualidade do dispositivo, tais como:
- adaptação precisa sobre toda a arcada;
- retenção conveniente dos grampos;
- contato interdentário incisivo idêntico ao registro inicial;
- fechamento fácil nas reentrâncias;
- desaparecimento total dos estalidos durante os movimentos de abertura-fechamento;
- movimentos laterais guiados pela resina dos volumes ocluso-vestibulares da placa contra as faces palatinas dos caninos superiores.

Placa mandibular de recaptura para ser ajustada na boca

Esse método é utilizado, sobretudo, nos casos simples, para os quais a posição terapêutica pode ser facilmente determinada. Essa placa é indicada igualmente para os pacientes que apresentam uma grande dificuldade em abrir a boca para além do estalido (dores) e para os casos nos quais deseja-se evitar demasiadas manipulações.

No laboratório

O trabalho é realizado com base no modelo disponível. O desenho da placa é realizado com lápis sobre o modelo. Do lado lingual, o traçado desce um pouco abaixo do colo dos dentes, e o arco lingual sobe até os dois terços das faces linguais do bloco incisivo-canino. A placa recobre as faces oclusais dos dentes cuspidados e um terço de suas faces vestibulares. A forma geral do dispositivo assemelha-se, portanto, a uma placa mandibular de recondicionamento neuromuscular, mas sem recobrimento das margens livres incisivo-caninas (Figura 3.22). Isso é feito para que se possa manter os contatos dentários anteriores. Tal situação mostra-se mais favorável para a ação terapêutica da placa do que um contato que se estabelece entre os dentes maxilares e a resina de uma placa recobrindo o setor anterior. Essas condições, de fato, seriam a expressão sempre desfavorável de uma enorme diferença entre a máxima intercuspidação e a posição terapêutica.

A retenção da placa é obtida por meio de dois grampos Adams nos primeiros molares ou por quatro grampos-bola, um deles passando entre os pré-

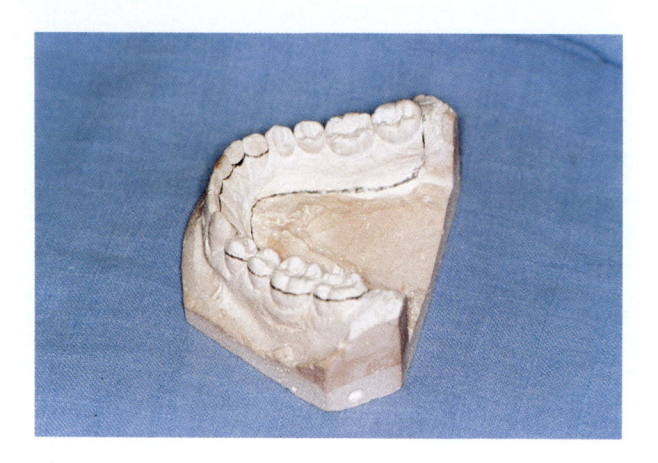

FIGURA 3.22 Desenho dos limites de uma placa de recaptura a ser ajustada na boca.

molares e o outro entre os molares, em cada semi-arcada. Uma máscara de cera é recortada segundo o traçado de lápis (Figura 3.23). Os grampos são colocados no modelo isolado. O espaço deixado livre pela máscara é preenchido regularmente com líquido monômero de resina autopolimerizável transparente, saturada com o pó. Após a polimerização, a placa é desgastada e polida. A face oclusal deve ser lisa e fina, de modo a facilitar seu ajustamento clínico.

Na boca

Após verificar a boa adaptação do dispositivo e sua retenção, o paciente deve tentar deslocar da posição terapêutica conforme o método já descrito. Se a espessura da superfície oclusal de resina impede os contatos dentários na traje-

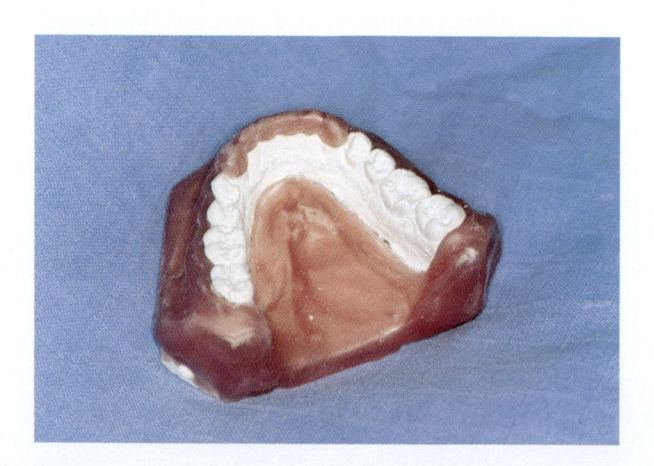

FIGURA 3.23 Máscara de cera para a placa mandibular de recaptura.

tória inter-incisal, afia-se generosamente a resina até que o paciente consiga encontrar facilmente sua posição terapêutica. O ajuste ativo da placa é feito diretamente na boca, com acréscimo de resina. A resina autopolimerizável Tab 2000®, em estado plástico, é colocada com um pouco de excesso nas partes oclusais da órtese. A posição terapêutica é mantida durante a polimerização da resina, controlando o contato dentário anterior. É preciso frisar que a posição mandibular mantida pela placa deve ser a mais posterior possível no trajeto inter-incisal. Busca-se mantê-la exatamente antes do estalido de retorno, de modo a reduzir ao máximo a amplitude da desoclusão posterior.

Após a polimerização da resina, as faces oclusais devem ser marcadas por reentrâncias profundas, que fixam a relação maxilomandibular de forma precisa durante o fechamento e guiam os movimentos de lateralidade contra as faces palatinas dos caninos superiores (Figuras 3.24 e 3.25). A posição terapêutica mantida pela placa deve ser estável, sem possibilidade de retrusão, e confirmar imediatamente o desaparecimento completo dos estalidos articulares e das dores (Figura 3.26).

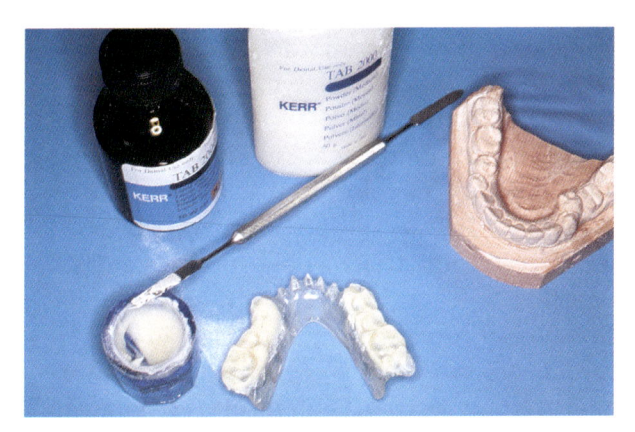

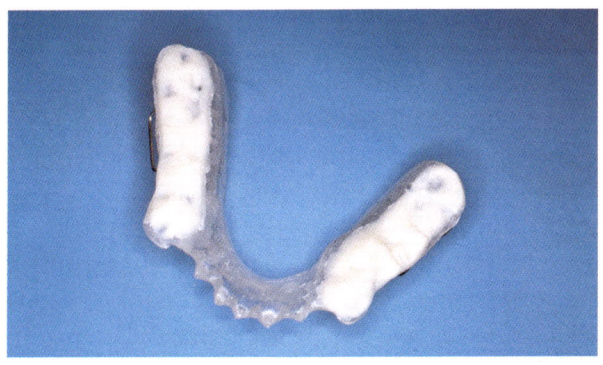

FIGURA 3.24
FIGURA 3.25 Registro da posição terapêutica na resina autopolimerizável aplicada na placa e ajuste das reentrâncias para a conservação dessa posição e das guias caninas.

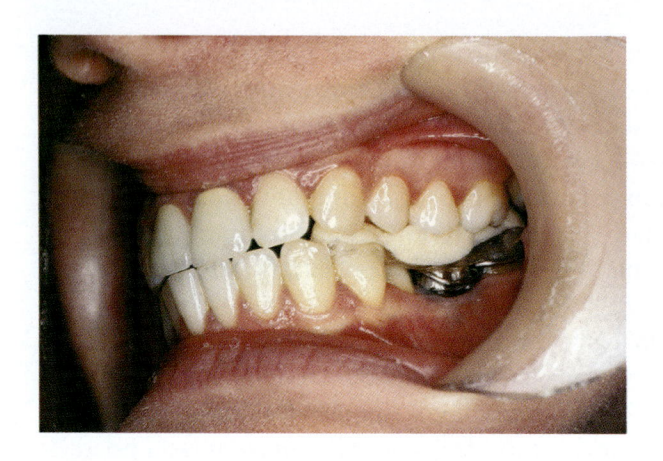

FIGURA 3.26 A posição terapêutica é mantida pela placa.

Placa maxilar de recaptura em oclusor feita a partir da cera de registro na posição terapêutica

Os princípios de fabricação são, na maior parte dos casos, idênticos àqueles que permitem elaborar uma placa maxilar de Ramfjord e Ash (conforme Capítulo 2):
- recorte de uma máscara em uma folha de cera;
- retenção garantida pelo recobrimento vestibular até os pontos de contato;
- recobrimento palatino até 7 ou 8 mm dos colos;
- placa em resina dura transparente.

O que difere, de fato, é a confecção da parte ativa do dispositivo, isto é, de sua face oclusal.

Se os dentes anteriores mantêm um contato quando da posição terapêutica, um anteparo de reposicionamento retroincisivo é utilizado, e sua forma geral é ajustada juntamente com as reentrâncias oclusais da placa (Figuras 3.27 a 3.30). O oclusor é fechado repetidas vezes, enquanto a resina está ainda em estado plástico nas faces oclusais do modelo superior. Tal operação imprime profundas reentrâncias na placa e molda o anteparo de repocisionamento retroincisivo.

Para Mongini [97], o anteparo de reposicionamento pode variar de 3 a 4 mm a 7 a 8 mm. Nessas condições, interrompe-se o uso do arco vestibular devido ao contato interincisivo (Figura 3.31).

Se os dentes anteriores não conservam o contato na posição terapêutica (sobremordida ou inclinação grandes demais), o arco vestibular contorna toda a arcada e a parte retroincisiva é organizada não só para impedir o recuo mandi-

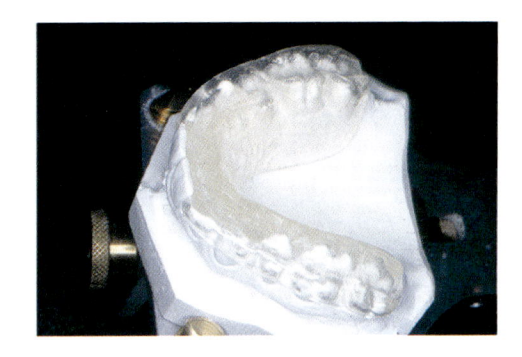

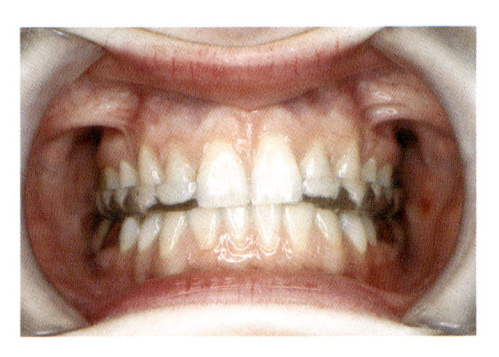

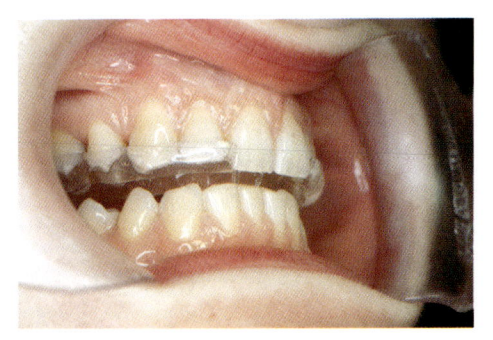

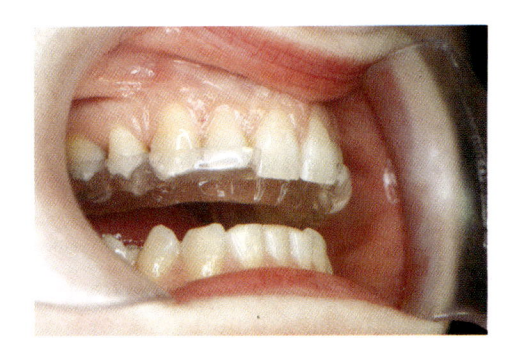

FIGURA 3.27
FIGURA 3.28
FIGURA 3.29
FIGURA 3.30 Placa maxilar de recaptura com anteparo de reposicionamento.

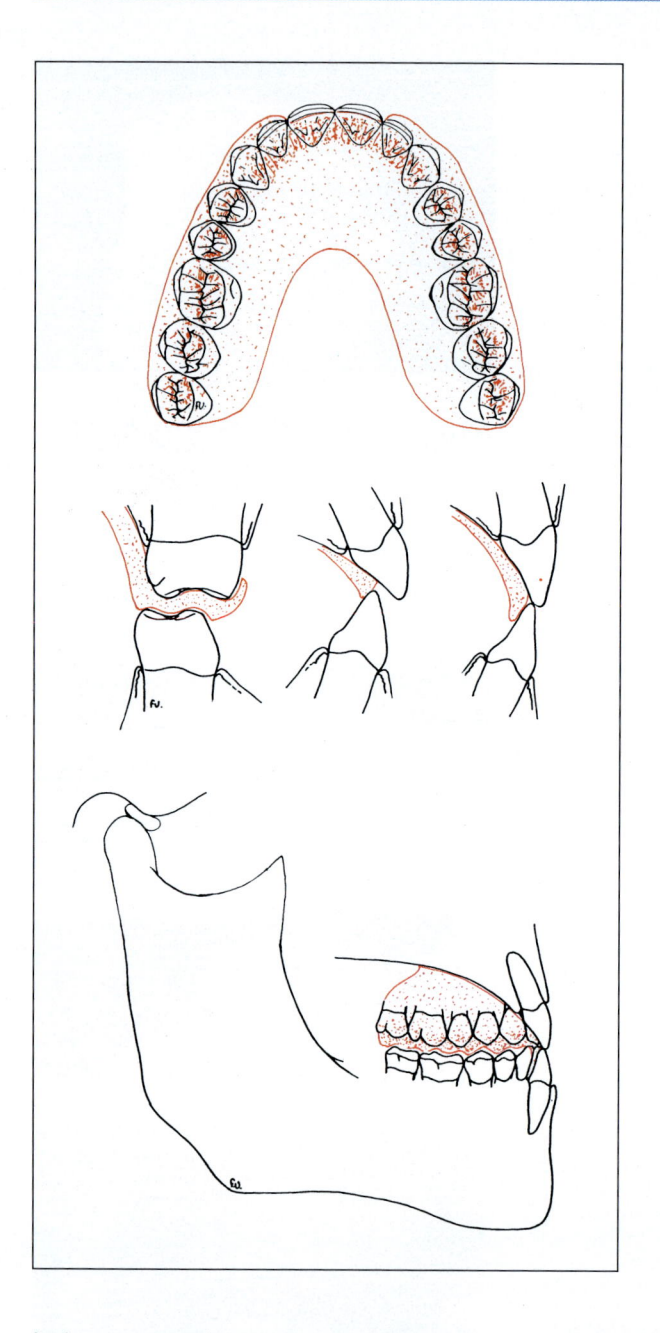

FIGURA 3.31 Placa maxilar de recaptura com anteparo de reposicionamento.

bular, mas também para guiar os deslocamentos laterais da mandíbula. Fala-se, então, de um anteparo de guia anterior que restabelece a guia anterior. Essa situação é muito rara e muito desfavorável em termos de resultados (Figura 3.32).

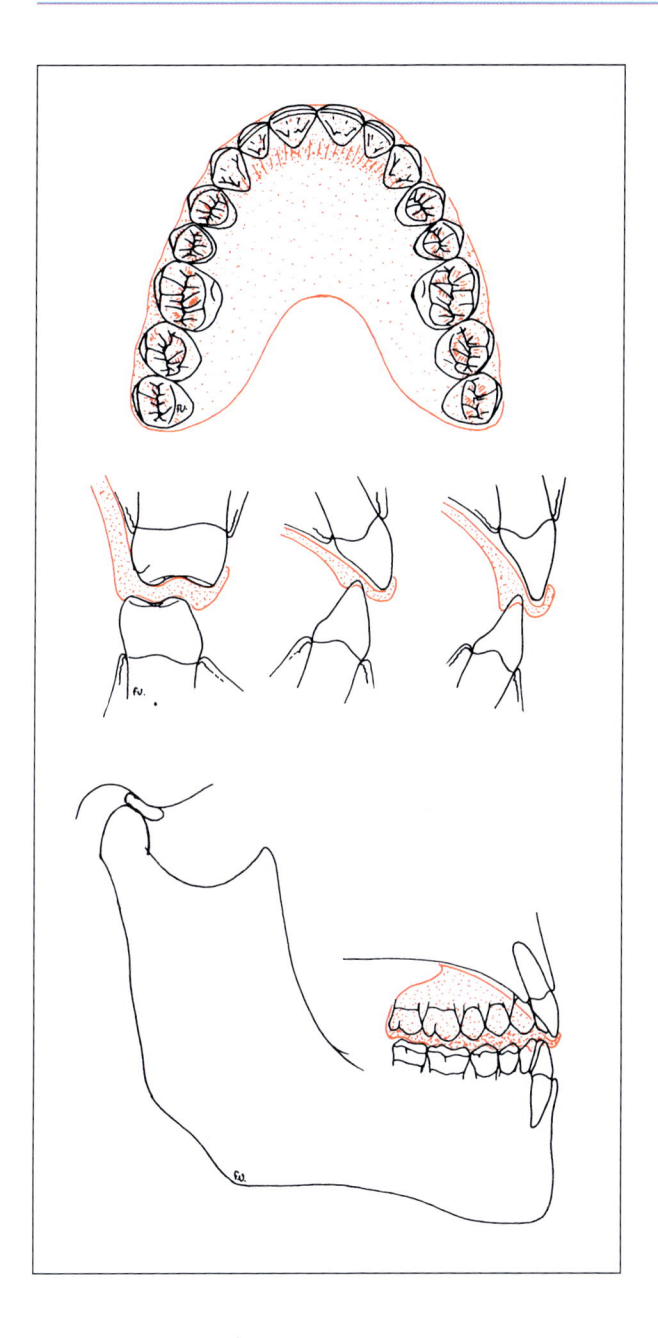

FIGURA 3.32 Placa maxilar de redução com anteparo da guia anterior.

Os ajustes na boca são quase inexistentes com essa técnica de fabricação da órtese que utiliza uma cera diagnóstica. No máximo, são considerados alguns ajustes nos movimentos laterais, controlados, por sua vez, com papel carbonado.

Na nossa opinião, a confecção das placas mandibulares ou maxilares de recaptura em oclusor, a partir de uma cera de registro da posição terapêutica controlada clínica e radiologicamente, é a melhor técnica na matéria, principalmente por recorrer a meios de laboratório simples e seguros.

Placa de recaptura mandibular ou maxilar?

As discussões são as mesmas que as relatadas anteriormente no que diz respeito às placas de recondicionamento neuromuscular.

Para alguns autores [30, 122], a placa maxilar é mais estável e mais retentora, além de apresentar melhores possibilidades de ajuste, tanto no que se refere ao anteparo de reposicionamento quanto às desoclusões caninas ou ao suporte anti-retrusão.

Para outros, a placa mandibular é mais confortável, penaliza menos a fala, é menos visível e impede a contração da sutura intramaxilar [24, 137].

Todos esses argumentos, na verdade, podem ser sustentados. Para o odontólogo, bem como para o paciente, a prioridade é atingir o objetivo terapêutico definido desde a fase diagnóstica, ou seja, aliviar a dor relacionada ao deslocamento do disco. É preciso admitir que os dois tipos de placas, realizadas de forma correta por um profissional com experiência, podem satisfazer as necessidades do paciente.

Gestão clínica das placas de recaptura

O prazo médio de utilização das placas de recaptura é de 4 a 6 meses para todos os autores, com um uso contínuo de 24 horas, especialmente durante as refeições, de modo que não sejam criadas novamente as condições de perturbações articulares.

As placas são regularmente ajustadas, uma vez por semana, no início, e, depois, uma vez por mês. O desaparecimento dos sinais articulares deve ser constante, possibilitando um equilíbrio oclusal progressivo da placa para acompanhar um recuo mandibular que mantenha um bom encaixe das estruturas articulares.

Em caso de reaparecimento do estalido, seja por corrosão da placa, seja por desgaste intempestivo, deve-se restabelecer um suporte eficaz em propulsão que mantenha a posição cabeça-disco articular funcional. Essa situação marca, em geral, o limite do recuo mandibular possível. É importante destacar que o tratamento imediato dos deslocamentos do disco redutíveis por uma placa de recaptura é relativamente fácil e com sucesso sempre garantido, isto é, o paciente não sofre mais e a fisiologia articular se normaliza. A dificuldade começa quando é necessário adaptar a oclusão à situação consecutiva à retirada da placa.

O que fazer após a retirada da placa de recaptura?

A hipótese mais favorável, embora excepcional, ocorre quando a mandíbula encontra uma posição na qual pode restabelecer, simultaneamente, a máxima intercuspidação e as relações intra-articulares funcionais, sem estalido nem sobressalto. Logo, é preciso cuidar para que a saúde articular se mantenha. Essa situação pode ser criada se o deslocamento do disco decorria da extrusão de dentes, especialmente de dentes do siso. Sua extração, simplesmente, resolve o problema.

Em inúmeros casos, quando da utilização das placas de recaptura, sendo obtido ou melhorado o encaixe das estruturas articulares e buscando-se, com o desaparecimento das dores, uma certa cicatrização da zona retrodiscal, observa-se uma não-concordância entre as superfícies oclusais maxilares e mandibulares. Para Anderson e colaboradores [5], uma cicatrização tecidual do disco é possível, particularmente se este está posicionado. Blaustein e Scapino [8] relataram a remodelagem dos tecidos retrodiscais após deslocamento do disco. Eles salientaram, todavia, que essas alterações fibrosas favoráveis não poderiam ser vistas em todos os casos.

Dessa maneira, diferentes atitudes são propostas a fim de restabelecer uma máxima intercuspidação que estabilize as articulações temporomandibulares:
– seja a estabilização definitiva da mandíbula na nova posição articular, o que é proposto por Gelb [40], Farrar [37] ou Weinberg [156], com próteses ou órteses metálicas;
– seja a utilização de ROC (reabilitação oclusal completa) [107], que pode ser empreendida desde a etapa da placa e recorrer ou não à cirurgia maxilo-mandibular.

Essa necessidade de intervenção extensiva exige a máxima prudência antes de se fazer a indicação de uma placa de recaptura, visto que o estudo de Moloney e Howard [96] lembra que, após um tratamento com sucesso por meio de placa de recaptura, seguido de uma restauração completa (prótese ou ROC, ou os dois), nota-se quase 50% de fracassos.

O mais difícil de ser avaliado é saber se a decisão de restaurar toda a oclusão do paciente não é mais complicada que a evolução natural do problema (disfunção). O controle da dor torna-se, assim, um dos aspectos primordiais do tratamento, de modo que possa gerar sem urgência a evolução do deslocamento do próprio disco, privilegiando, dessa forma, um tratamento conservador reversível. Essa é também a opinião de Clark e colaboradores [23].

Okeson [103], em um estudo com base em 40 pacientes, testou o efeito das placas de recaptura (usadas 24 horas por dia, durante oito semanas) seguidas de um retorno progressivo (de 2 a 4 semanas) da mandíbula para sua posição inicial, sem correção oclusal. Os pacientes foram avaliados por dois anos e meio após o tratamento com placa: 65% apresentavam ruído articular e 25% tinham dor contínua, mas percebia-se 48% de diminuição nas cefaléias. A sensibilidade dos músculos mastigatórios não ultrapassava 13% dos indivíduos, enquanto a abertura bucal não apresentava mais dificuldade para 79% dos casos (6% inalterados e 15% de agravamento).

Nossa experiência nos permitiu constatar que, quando a fase aguda das dores foi superada pela utilização da placa de recaptura, a busca por tratamento dos pacientes, no que diz respeito ao próprio distúrbio intra-articular, é relativamente pequena. Na maioria dos casos, tendo sido resolvido o problema das dores, trata-se de uma administração flexível do uso da placa, após os seis meses iniciais, que responde melhor à demanda dos pacientes. O deslocamento do disco reaparece, na maioria das vezes, porém, geralmente não-doloroso; os hábitos de mastigação são modificados e o paciente tem de ser informado das implicações e das conseqüências de uma reabilitação permanente. A situação é normalmente aceita, e nosso papel de terapeuta consiste em uma atenção para evitar que a disfunção evolua para uma situação de dor crônica. A placa de recaptura constitui, com maior freqüência, um dispositivo ortopédico transitório para limitar a dor mais do que propriamente um tratamento restaurador global.

RESUMO
Placa de recaptura
- Para deslocamento do disco doloroso com redução.
- Exige a determinação da posição terapêutica.
- Confeccionada preferencialmente em oclusor a partir de uma cera de registro da posição terapêutica.
- Pode ser mandibular ou maxilar.
- Usada 24 horas por dia, durante, no mínimo, 6 meses.
- Ajustes feitos na boca durante todo o tratamento.
- Pode exigir um tratamento estabilizador posteriormente.

DISPOSITIVOS POSTERIORES E PLACAS DE DESCOMPRESSÃO

Krogh-Poulsen [64], em 1968, propôs uma placa mandibular com duas superespessuras de resina localizadas no nível dos molares, denominando-a de placa pivotante. Pela ação da pressão dos dentes sobre os pivôs, aumentada pela colocação de um suporte mentual, o dispositivo deveria provocar o giro mandibular em torno de seu eixo com báscula das cabeças da mandíbula para baixo e, conseqüentemente, a descompressão no nível da ATM. Isso corresponde à situação descrita por Sears, em 1956 [125]: "A utilização de pivôs é um meio de reduzir as contrações, mas, em nenhum caso, de colocar ou forçar as cabeças em novas posições [...], a primeira função dos pivôs é permitir que as cabeças da mandíbula desçam."

Esse percurso terapêutico deve ser utilizado na situação articular observada no caso de deslocamento irredutível, no qual o disco está confinado na frente (e, em geral, em posição medial) da cabeça da mandíbula, estando esta, conseqüentemente, em uma posição posterior e muitas vezes alta, comprimindo a zona retrodiscal estendida. A intervenção do odontólogo visa, portanto, a:
- reposicionar, através da manipulação da mandíbula, a cabeça da mandíbula sob o disco deslocado e manter essa situação clínica por um dispositivo interoclusal;
- ou, se a manipulação não obtiver resultado ou caso ela seja impossível, limitar a compressão da zona retrodiscal.

Indicações e contra-indicações

As guias posteriores e as placas de descompressão são indicadas, portanto, nos deslocamentos do disco sem redução, dolorosos e recentes (alguns dias, ou mesmo algumas semanas). De fato, as situações antigas de deslocamentos do disco sem redução (vários meses) são em geral aceitas, sendo as dores intermitentes ou inexistentes, enquanto as dificuldades funcionais tendem a se atenuar, ou seja, a amplitude dos movimentos se normaliza pouco a pouco, mesmo que episódios de limitações sejam sempre possíveis. No entanto, destacaremos a posição de Mongini [97], que sempre tenta uma manipulação, mesmo tendo transcorrido um ano após o deslocamento. Para um paciente que consulta, freqüentemente com urgência, em virtude de um deslocamento do disco sem redução, a primeira atitude é, pois, iniciar com a tentativa de reduzir manualmente o deslocamento.

A manipulação foi bem-descrita por diversos autores, entre eles Farrar e McCarthy [38]. Com o paciente sentado ou deitado, o odontólogo apóia a cabeça dele contra si, segurando-a com uma mão pela testa. O polegar da outra mão (mão direita do operador para a ATM esquerda do paciente) é aplicado nas faces oclusais dos molares, enquanto os outros dedos formam uma pinça, segurando a mandíbula do ângulo goníaco até o mento. O paciente, relaxado, é solicitado a levar sua mandíbula para o lado controlável do deslocamento.

Uma pressão forte, porém controlada, é aplicada, primeiramente, pelo polegar, para baixo, enquanto os outros dedos tentam deslocar a mandíbula para a frente e para dentro. É preciso mais delicadeza do que força (o relaxamento muscular não se dá com violência).

Em geral, a manipulação não provoca dores fortes. Contudo, em caso de problemas, não pode ser repetida indefinidamente. Nessa situação, além da utilização da guia posterior (conforme será visto a seguir), pode-se solicitar ao paciente que aperte com força uma rolha colocada entre os molares, do lado do deslocamento, durante 30 minutos [97]. A manipulação fica mais fácil dessa forma.

Percebe-se claramente que a manipulação foi bem-sucedida quando a cabeça da mandíbula encontra seu lugar sob o disco. Então, a mandíbula é reconduzida prudentemente, levada pelo disco, até sua posição funcional. Por outro lado, o movimento de abertura-fechamento, executado por manipulação, ocorre facilmente. É preciso, sobretudo, pedir ao paciente para não fechar a boca até a máxima intercuspidação, o que faria reaparecer, inevitavelmente, a situação de deslocamento do disco. Essa manipulação tem menos chances de ser obtida com sucesso se o deslocamento datar de vários meses.

As contra-indicações desses dispositivos estendem-se a todas as situações que não constituem deslocamentos do disco sem redução.

Distinguimos os dispositivos posteriores, às vezes chamados de "pivôs", que são obstáculos oclusais segmentares, das placas de descompressão que recobrem toda a arcada.

Modalidades de ação

Diversas experimentações mostraram que um obstáculo oclusal posterior segmentar, quando da contração dos músculos levantadores, provoca uma báscula mandibular – fenômeno biomecânico inverso àquele observado com a guia anterior, que provoca uma subida das cabeças da mandíbula (Figura 3.33). Um obstáculo posterior é responsável por uma báscula do corpo mandibular em dois planos (Figuras 3.34 e 3.35):

ÓRTESES DENTÁRIAS NA PRÁTICA CLÍNICA **119**

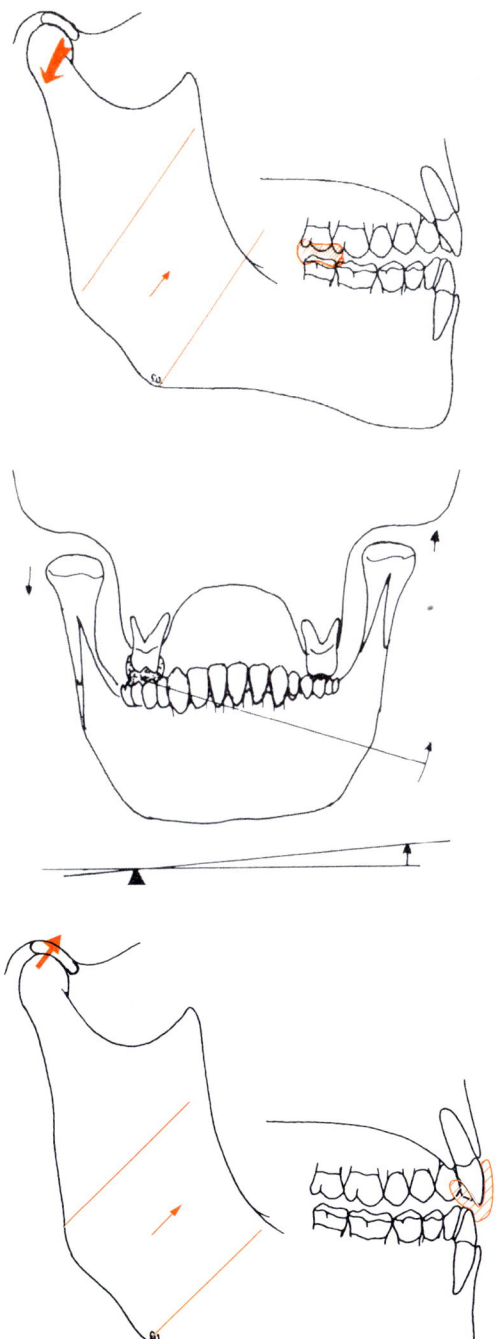

FIGURA 3.33 Subida das cabeças da mandíbula com um dispositivo posterior.

FIGURA 3.34 Descida das cabeças da mandíbula com uma guia posterior.

FIGURA 3.35 Báscula mandibular no plano frontal.

– no plano sagital, observa-se uma descida da cabeça da mandíbula homolateral;
– no plano frontal, observa-se um abaixamento da cabeça da mandíbula do lado do obstáculo e uma subida da cabeça da mandíbula contralateral.

É o princípio do teste de Krogh-Poulsen, lembrado por Celenza [13] e ilustrado pela experimentação de Wood e colaboradores [160]. A compreensão desses movimentos orienta os percursos, visando à descompressão das estruturas articulares através das placas, mesmo nos casos em que se obteve um deslocamento irredutível unilateral ou bilateral.

Dispositivo posterior

Chamamos de dispositivo posterior (Figura 3.36) um obstáculo de resina autopolimerizável colocado nos últimos molares superiores. Para um deslocamento unilateral, o dispositivo é realizado do lado do deslocamento.

May e Williams, citados por Graber [45], parecem ter sido os primeiros autores a propor esse tipo de dispositivo reduzido. Nós costumamos recorrer a essas placas quando há urgência, para manter uma posição mandibular manualmente corrigida, antes da utilização de uma placa oclusal completa. Porém, também utilizamos essa guia quando o paciente está sofrendo e a manipulação não se mostra satisfatória ou é dolorosa, simplesmente, nesse caso, para aliviar a ATM.

Trata-se de um obstáculo oclusal semelhante a uma grande coroa provisória (de resina Tab 2000®), criando uma verdadeira sobreoclusão (1 mm ou mais), realizado diretamente na boca, nos últimos molares do lado do deslocamento.

Considerando a limitação de abertura que sempre acompanha um deslocamento recente do disco, o dispositivo posterior é realizado em dois momentos (Figura 3.37). Uma bolinha de resina é modelada sobre os últimos molares superiores, ultrapassando as faces axiais para sua fixação (Figuras 3.38 e 3.39). A impossibilidade de trabalhar com a boca aberta leva-nos a deixar a resina no local, pedindo ao paciente somente para que mantenha um contato entre a resina e os dentes antagonistas. Com maior freqüência, a posição é conseguida pelo operador no início da polimerização. As arcadas permanecem em desoclusão de vários milímetros no setor contralateral.

O término da polimerização é feito fora da boca. O dispositivo fica, desse modo, menor e menos espesso; sua porção inferior é reembasada com uma resina mais líquida. Depois, ele é retirado e recolocado novamente, várias vezes, antes que a resina de reembasamento complete a polimerização. Um ângulo vestibular, ultra-

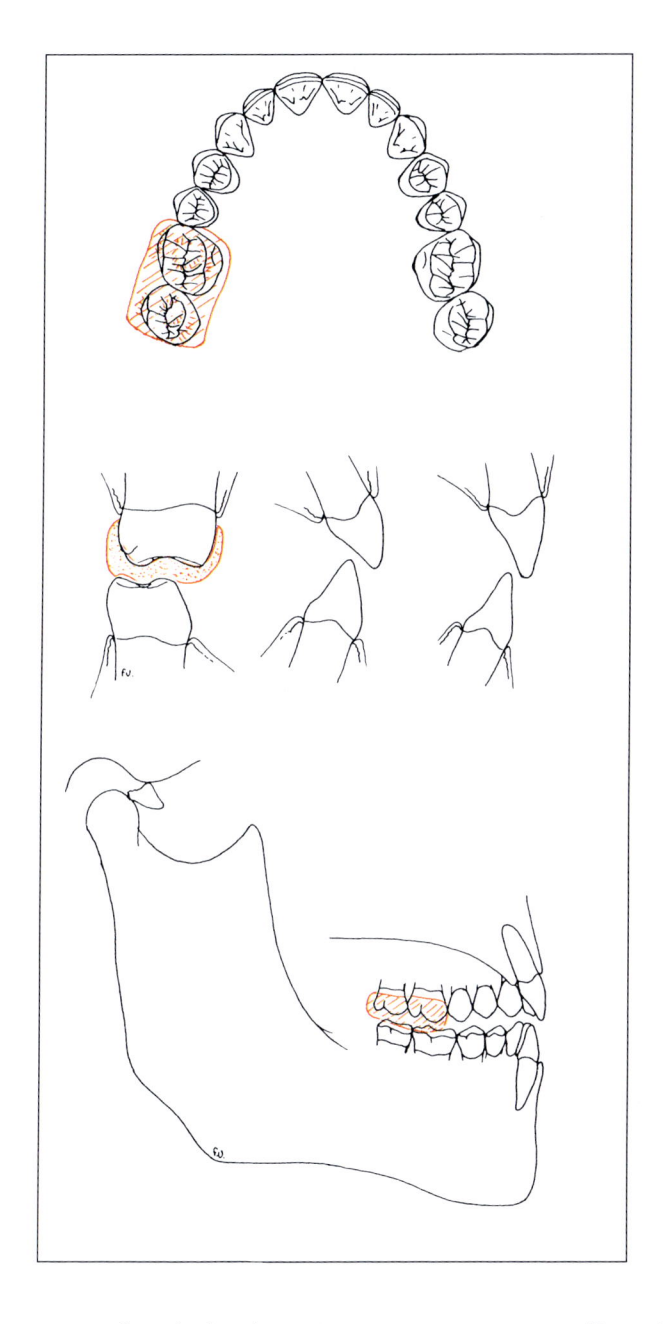

FIGURA 3.36 Dispositivo posterior.

passando a linha de maior contorno, torna o dispositivo mais aderente por si mesmo. Não deve-se deixar que o paciente consiga tirá-lo facilmente! Orthlieb [107] propõe fixar esse dispositivo com cimento de ionômero de vidro.

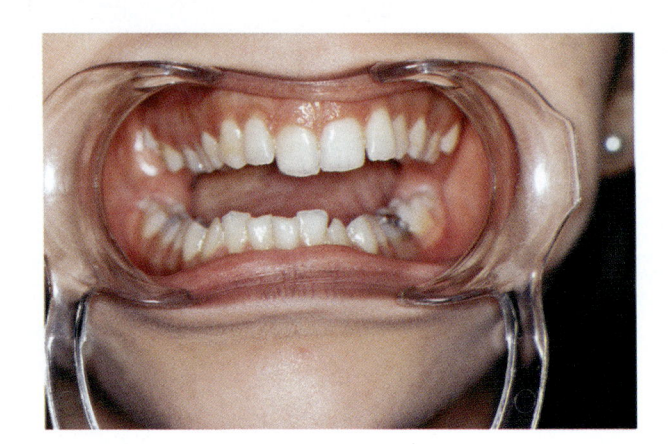

FIGURA 3.37 Deslocamento do disco sem redução, à direita.

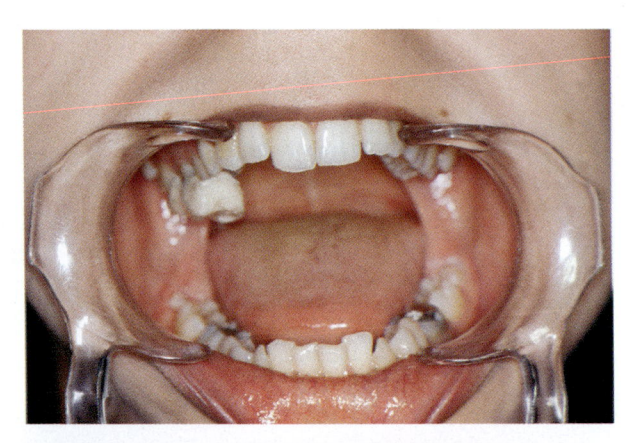

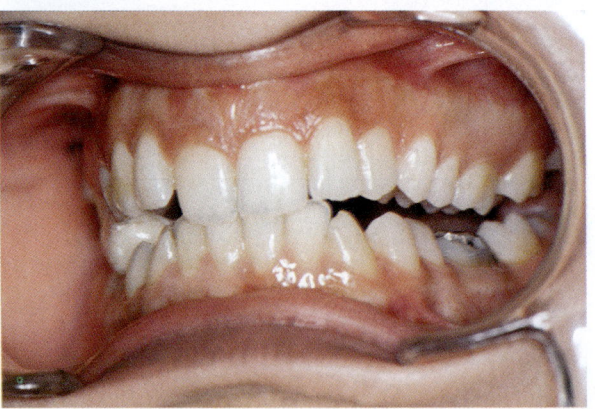

FIGURA 3.38
FIGURA 3.39 Após a redução do deslocamento por manipulação, um dispositivo de resina é instalado na região molar do lado do deslocamento do disco. É realizado em propulsão, conservando o contato dos dentes anteriores.

Em geral, mesmo quando o deslocamento é doloroso, o paciente pode apertar o dispositivo sem sofrimento, o que favorece a aceitação de uma situação oclusal aberrante, mas alivia a musculatura.

O paciente retorna no dia seguinte e em vários outros. Não é raro constatar que, na sessão seguinte, o paciente pode abrir e fechar a boca sobre o dispositivo sem dificuldades e, às vezes, com reaparecimento de um estalido articular, marcando um deslocamento do disco espontaneamente redutível.

Se a situação clínica inicial é um deslocamento bilateral, dois dispositivos podem ser instalados.

Os dispositivos posteriores são empregados somente em casos de urgência (de 24 a 48 horas) e substituí-los por uma placa de descompressão, mais confortável, é uma opção, desde que ela possa ser fabricada e o paciente a utilize 24 horas por dia.

Se o uso do dispositivo posterior não traz alívio ao paciente muito rapidamente ou, ao contrário, provoca um aumento das dores, é preciso considerar um erro de diagnóstico.

RESUMO
Dispositivo posterior
- Realizado na boca em casos de urgência.
- Provoca uma descompressão articular homolateral.
- Utilizado de 24 a 48 horas.
- Exige, na seqüência, o uso de uma placa de descompressão.

Placas de descompressão

Tais placas aparecem na literatura como placas mandibulares que permitem somente contatos com os últimos molares e se parecem com os pivôs de Sears em prótese total [7, 125].

Indicações

Essas placas devem ser usadas nos casos de deslocamentos do disco sem redução, após manobra de mobilização do disco ou após utilização de um dispositivo posterior, de modo a evitar que o restabelecimento da máxima intercuspidação crie novamente as condições para o deslocamento do disco. Sua utilização pode ser considerada também em caso do deslocamento do disco bilateral sem redução, recente ou não.

Elas podem ser ajustadas clinicamente ou no laboratório, em articulador.

Guia de descompressão ajustada clinicamente

Diferentes casos devem ser distinguidos, mas é preciso frisar que os princípios de concepção e de intervenção continuam idênticos.

No caso de uma situação emergencial, após a manobra de manipulação mandibular e a colocação de um dispositivo posterior, desde que a condição álgica permita realizar uma impressão mandibular de boa qualidade – se possível, no dia da primeira consulta –, uma placa mandibular com face oclusal lisa e fina é confeccionada sobre o modelo disponível. A mandíbula fica então em uma posição terapêutica aproximada que será, depois, melhorada. Sendo assim, acrescenta-se, sobre toda a face oclusal da placa, resina autopolimerizável. Em geral, o paciente sabe retomar sozinho sua posição terapêutica em propulsão, sem ajuda da guia, conduzido pelo contato anterior. Obtém-se, dessa maneira, uma face oclusal com reentrâncias profundas que garantem o reposicionamento mandibular. Em um segundo momento, a placa é desgastada e polida (Figuras 3.40 e 3.41). A mandíbula está, dessa vez, completamente

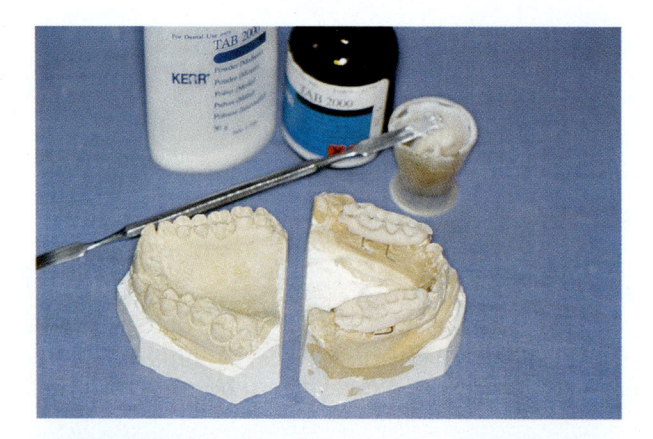

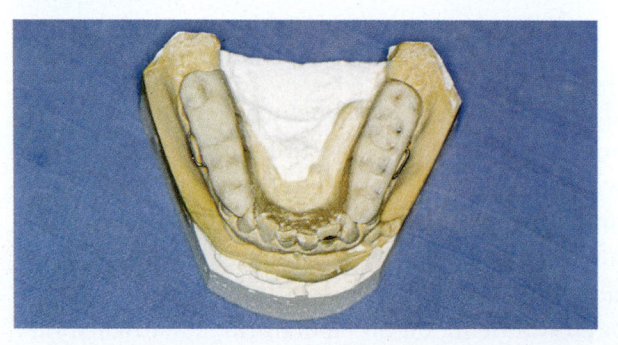

FIGURA 3.40
FIGURA 3.41 Realização de uma placa de redução e ajuste para manter a situação terapêutica obtida.

amparada por uma placa que se tornará, por sua vez, um aparelho de recaptura, ajustando a morfologia oclusal para adaptá-la à posição terapêutica definitiva (Figuras 3.42 a 3.46). Para um deslocamento bilateral, os dois lados são sucessivamente readaptados conforme o mesmo método.

Para um deslocamento do disco bilateral sem redução, para o qual a manipulação permanece sem efeito, é sempre possível tentar aplicar uma placa mandibular que estabeleça somente dois contatos posteriores com os dentes superiores mais distais. A situação é criada por dispositivos posteriores bilaterais ou pela placa com pivôs de Krogh-Poulsen. É importante aproveitar os suportes posteriores em função da evolução clínica com as placas de descompressão ou de recaptura.

Da mesma forma, é sempre possível refazer as reentrâncias de um lado, o que leva a um movimento de báscula no plano frontal que abaixa a cabeça da mandíbula, diminui a compressão e pode facilitar um retorno do disco posterior. Natu-

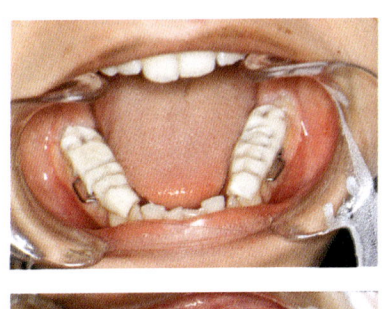

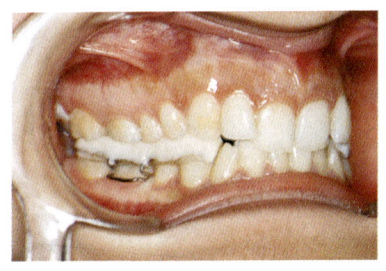

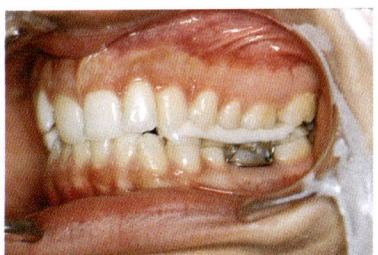

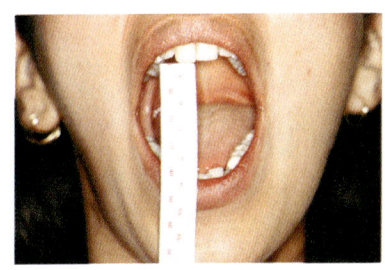

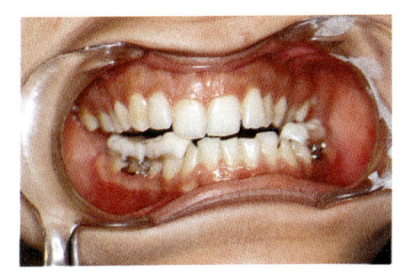

FIGURA 3.42
FIGURA 3.43
FIGURA 3.44
FIGURA 3.45
FIGURA 3.46 Colocação da placa. Os movimentos mandibulares recuperaram sua amplitude e permanecem assintomáticos.

ralmente, também pode-se acrescentar resina nas saliências oclusais da placa do lado em compressão, o que Mongini diz ser seu "truque" (Figuras 3.47 a 3.49).

Placa de descompressão preparada em articulador

Se as condições clínicas permitem a realização das impressões, a placa de descompressão pode ser feita em modelos montados em um articulador. Trata-se, de fato, da solução proposta pela maioria dos autores [107, 122].

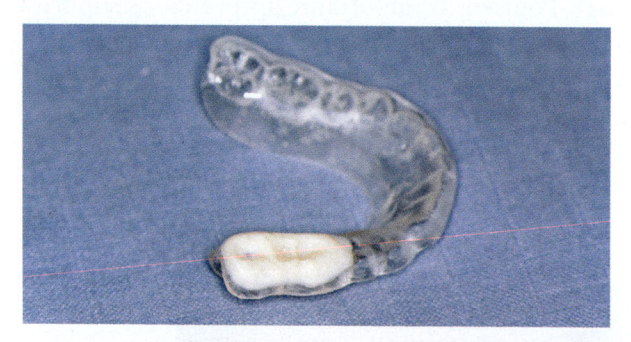

FIGURA 3.47 Busca de descompressão do lado direito, por utilização de resina homolateral, e afinamento da superfície oclusal esquerda.

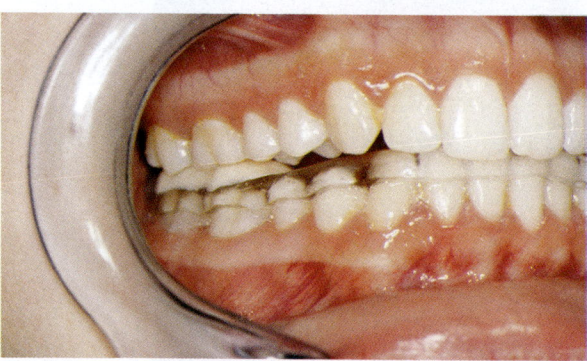

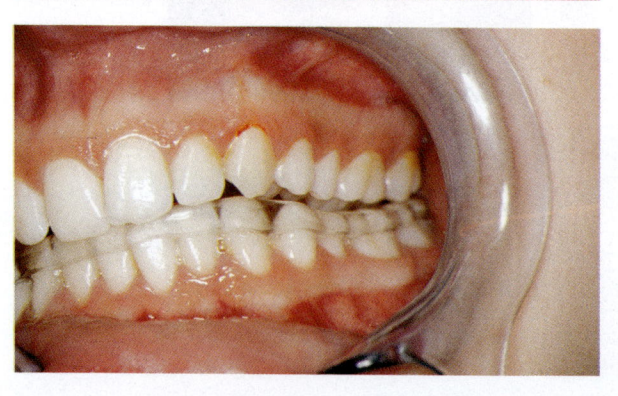

FIGURA 3.48
FIGURA 3.49 Sobreoclusão à direita e desoclusão à esquerda.

A placa, geralmente mandibular, é elaborada de acordo com as técnicas habituais utilizadas para as placas de recaptura, mas após "programação" das cápsulas condilares do articulador. Essa programação não necessita das regulagens dos parâmetros condilares habituais. Ela é feita utilizando-se "calços" que visam a recriar, nas cápsulas condilares, as condições para que as superfícies articulares alcancem sua coaptação: calço de propulsão e calço de descompressão. Os calços de propulsão são em geral previstos pelos fabricantes dos articuladores (Figuras 3.50 a 3.52) e permitem razoavelmente o avanço das esferas condilares sobre o trajeto de propulsão. Os calços de descompressão não são previstos pelos fabricantes e são colocados, de forma mais ou menos empírica, no teto das cápsulas condilares, a fim de abaixar as esferas condilares. Em geral, são utilizadas folhas de estanho para proteger os rádios retroalveolares, cuja espessura é da ordem de 0,2 a 0,3 mm. Acreditamos que não haja risco de começar por 4 ou 5 espessuras, sendo prioridade a diminuição da compressão. Desgastes feitos posteriormente na placa levarão a uma situação articular mais tradicional.

O sistema SAM® permite uma outra abordagem, mais padronizada, do reposicionamento: a axiografia e o indicador de posição mandibular fornecem dados numéricos quanto às posições condilares nas três direções do espaço. É possível, então, programar um articulador original, chamado variador de posição mandibular, no qual a placa será confeccionada. Esse articulador permite regular as coordenadas horizontais e verticais dos côndilos a, mais ou menos, 0,5 mm.

O que fazer após uma placa de descompressão?

A normalização de uma situação de deslocamento do disco sem redução dolorosa pode ser vista como um sucesso pelo paciente. Os dispositivos posteriores e a placa de descompressão permitem tratar a emergência ou a situação inicial. Eles devem, portanto, evoluir para uma placa de recaptura.

Então, encontramo-nos na situação descrita dos desgastes sucessivos do dispositivo, para tentar chegar o mais perto possível da máxima intercuspidação, deixando que os tecidos lesados cicatrizem. Naturalmente, e sobretudo para os deslocamentos do disco com redução, é preciso procurar avaliar o prognóstico articular do paciente. As situações de hiperlassidão, como contrações prolongadas, são desfavoráveis. A instabilidade oclusal, associada principalmente a enormes sobremordidas e a disfunções da língua, receberá um cuidado especial, sobretudo se houver necessidade do tratamento estabilizador permanente.

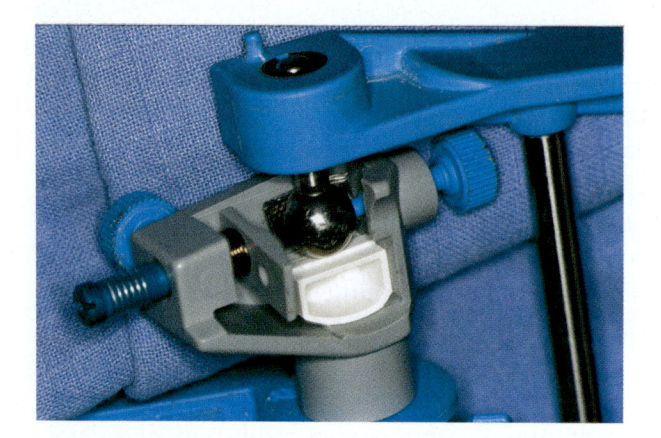

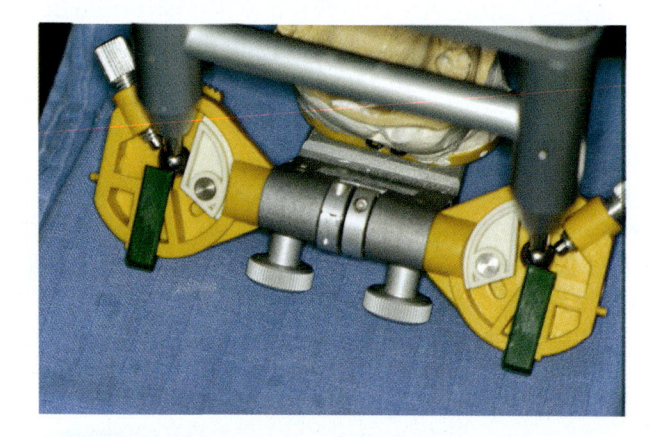

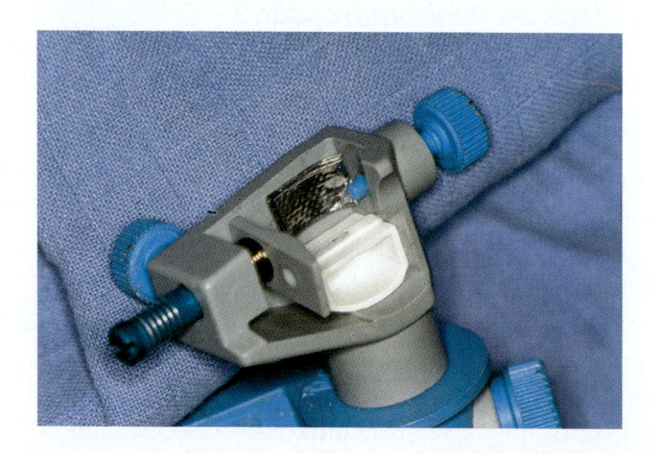

FIGURA 3.50
FIGURA 3.51
FIGURA 3.52 Calços de propulsão e de descompressão no fundo das cápsulas condilares FAG e SAM.

> **RESUMO**
>
> **Placa de descompressão**
> - Em caso de deslocamento do disco sem redução, doloroso e recente.
> - Cria um obstáculo oclusal posterior do lado do deslocamento para abaixar a cabeça da mandíbula em compressão.
> - Mantém a situação obtida por manipulação de redução do disco ou a favorece.
> - Pode ser usada após um dispositivo posterior.
> - Usada 24 horas por dia, durante vários meses, evoluindo para uma placa de recaptura.

O QUE FAZER QUANDO ESSES TRATAMENTOS MOSTRAM-SE INEFICAZES?

Se o diagnóstico foi confirmado e o tratamento ortopédico, associado ou não à prescrição de AINES, não conseguiu aliviar as dores relacionadas ao deslocamento de disco, é usual recomendar a realização de uma artroscopia, que, por sua vez, terá como objetivo lavar o compartimento superior da articulação com soro fisiológico para eliminar, o máximo possível, restos que poderiam ali se encontrar, bem como líquido sinovial inflamatório. A cinesioterapia, que deve ser empreendida paralelamente, reinjeta a secreção de líquido sinovial nas condições fisiológicas. Todavia, é preciso mencionar um estudo recente de Murakami e colaboradores [98], que conclui, após acompanhar durante 10 anos 50 pacientes acometidos de deslocamentos do disco sem redução, que os resultados dos tratamentos não-cirúrgicos são considerados aceitáveis e estáveis se comparados a outras modalidades de tratamento. Ademais, os resultados a curto prazo têm poucos efeitos sobre os resultados a longo prazo.

4

Outras órteses usadas em odontologia

Muitos outros dispositivos interoclusais foram descritos, fazendo uso de conceitos ou de materiais diferentes. Nossa proposta não é catalogar de modo exaustivo as órteses propostas; trata-se, sobretudo, de apresentar os dispositivos clinicamente validados que respondem a indicações precisas e aparecem regularmente na literatura. No mínimo, três outras placas devem ser mencionadas e discutidas: a placa de estabilização, a placa de proteção noturna e os aparelhos de propulsão e de abaixamento mandibular.

PLACA DE ESTABILIZAÇÃO

Esse tipo de órtese está sujeito a descrições e indicações variáveis conforme os autores [17]. Para Orthlieb [107], ela é indicada após uma redução do disco manual, uma cirurgia de estabilização do disco ou o uso bem-sucedido de uma placa de reposicionamento. Para Rozencweig [122], a placa de reposicionamento deve ser realizada ao término de um ajuste oclusal, a fim de manter resultados adquiridos. Para os autores anglo-saxões [19], a placa de estabilização é descrita como uma placa de Ramfjord e Ash, em resina dura, cujo papel limita-se a manter uma situação neuromuscular relaxada através de uma morfologia quase lisa. Okeson [104], por sua vez, diz que as placas de estabilização "são utilizadas para permitir a estabilização articular, proteger os dentes, redistribuir as forças, relaxar os músculos mastigatórios e diminuir o bruxismo". Dahlstrom e colaboradores [27], por outro lado, compararam, através de eletromiografia, os resultados obtidos com as placas planas e as de estabilização.

Assim, propomos definir essa placa de estabilização como um dispositivo cujo objetivo é estabilizar uma situação interarcos e articular, obtida por uma manobra ortopédica prévia.

Para nós, portanto, toda placa oclusal, ao final dos ajustes que são feitos para adaptá-la à situação terapêutica que servirá de referência, evolui para uma placa de estabilização:
- seja quando o suporte oclusal em uma placa de recondicionamento neuromuscular é melhorado, depois de refeita a cêntrica mandibular;
- seja quando acrescentam-se setores laterais a uma placa de mordida, a fim de evitar eventuais egressões posteriores, ao aguardar um equilíbrio oclusal completo;
- seja para garantir o suporte oclusal quando o processo de reposicionamento mandibular permitiu validar uma posição terapêutica articular.

Mesmo que uma placa de estabilização seja, às vezes, descrita como lisa, é preciso admitir, sobretudo, que sua face oclusal é, necessariamente, mais ou menos esculpida, exatamente para estabilizar a situação.

Essa placa é confeccionada em função das necessidades do equilíbrio, que confirmará a situação, ou em função da evolução clínica, se a opção for por não lançar-se diretamente a um equilíbrio oclusal extenso. Para Stohler [140], "mesmo que a eficácia das placas de estabilização não tenha sido estabelecida por estudos clínicos controlados, a longo prazo, essas placas constituem uma alternativa terapêutica razoável aos tratamentos com medicamentos de longa data ou outros, para as situações de dores orofaciais de origem musculoesquelética".

PLACA DE PROTEÇÃO NOTURNA

A placa de proteção noturna (*night guard* dos anglo-saxões) é um dispositivo que busca limitar a abrasão dos dentes nos bruxômanos ou proteger as grandes restaurações protéticas (especialmente os implantes) das parafunções noturnas que poderiam fragilizá-los (Figuras 4.1 a 4.4). Já tivemos a oportunidade de lembrar que a oclusão não é mais considerada como a origem do bruxismo. Os danos oclusais e os desgastes são, ao contrário, as conseqüências dentárias do bruxismo. A indicação de uma placa oclusal, no caso dos pacientes que deterioram dramaticamente seus dentes, principalmente quando jovens, visa, portanto, não a suprimir ou a atenuar a parafunção, mas, unicamente, a limitar seus efeitos deletérios. Como observa Holmgren e colaboradores [53], "a placa não

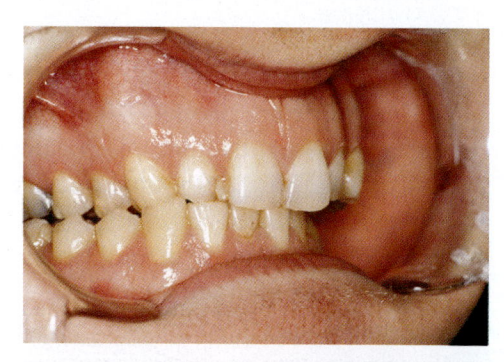

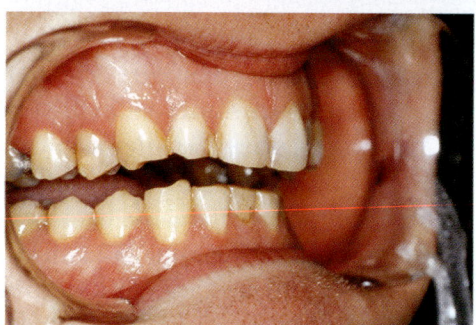

FIGURA 4.1
FIGURA 4.2 Desgastes dentários parafuncionais que demandam o uso de uma placa de proteção noturna em um indivíduo jovem.

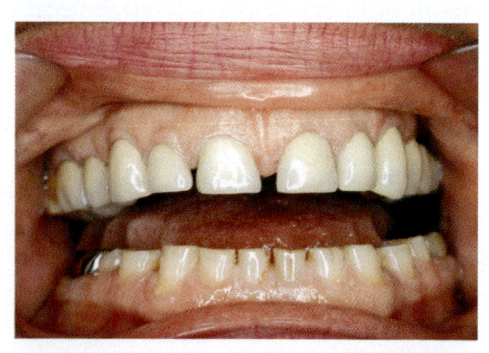

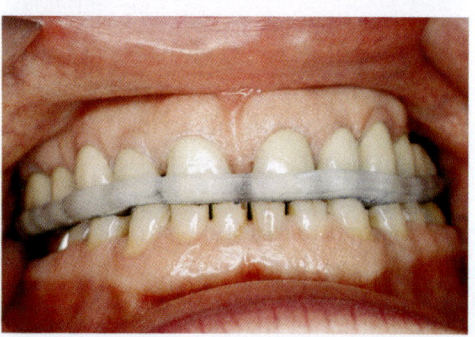

FIGURA 4.3
FIGURA 4.4 Placa de proteção noturna destinada a evitar que próteses sejam prejudicadas pelo bruxismo do paciente.

interrompe o bruxismo; ela mantém as marcas de desgaste longe dos contatos de ponta a ponta canina".

A placa de proteção noturna apresenta-se, assim, como uma placa de recondicionamento neuromuscular do tipo Ramjford e Ash, maxilar ou mandibular, de resina dura, equilibrada, se possível, desde a origem da ORC. Evidentemente que os movimentos parafuncionais se encarregarão muito rapidamente de "equilibrar" a morfologia oclusal. Se a morfologia oclusal inicial permitir, tudo indica que seja preferível utilizar, sobre a placa, obstáculos que ajudem a organizar funções caninas precoces, sabendo-se que, mais do que o contato canino, é a eliminação dos contatos posteriores que resultaria em uma real diminuição da atividade dos músculos levantadores [157].

Diferentes estudos mediram o nível de contração muscular nos bruxômanos com e sem placa. Okeson [102] relata os resultados de um estudo em 10 pacientes bruxômanos que utilizaram, sucessivamente, placas duras e, depois, flexíveis. Registros eletromiográficos foram feitos: primeiro, 5 noites consecutivas sem placa; depois, 7 noites com a placa dura; e, novamente, 5 noites sem placa; e, por fim, 7 noites com a placa flexível. Os resultados mostram uma diminuição da atividade muscular em 8 dos 10 pacientes com a placa dura, uma diminuição de 1 paciente com a placa flexível e um aumento das contrações em 5 de 10 indivíduos com a placa flexível. A conclusão do estudo indica uma maior eficácia das placas duras no caso dos bruxômanos. No entanto, para Rugh [124], poder-se-ia utilizar uma placa flexível, durante 3 meses, nas crianças que sofrem de bruxismo.

A utilização de uma placa oclusal é, pois, indispensável nos pacientes bruxômanos, tanto para limitar os efeitos dentários de sua parafunção quanto para reduzir a atividade muscular e limitar as alterações articulares.

POSICIONADOR MANDIBULAR (FIGURAS 4.5 A 4.8)

A síndrome de apnéia obstrutiva do sono (SAOS), ignorada por muito tempo, integra as questões de saúde pública nas quais os odontólogos têm um papel importante (1 a 5% da população). Essa síndrome é caracterizada pela ocorrência, durante o sono, de episódios, geralmente não-freqüentes, de obstrução completa (apnéia) ou parcial (hipopnéia) das vias aéreas superiores, associados a manifestações clínicas noturnas (ronco, micro-despertar) e diurnas (sonolência, astenia, cefaléia) [84]. As apnéias obstrutivas correspondem a um colapso faríngeo que ocorre durante os movimentos respiratórios, ao longo do esforço

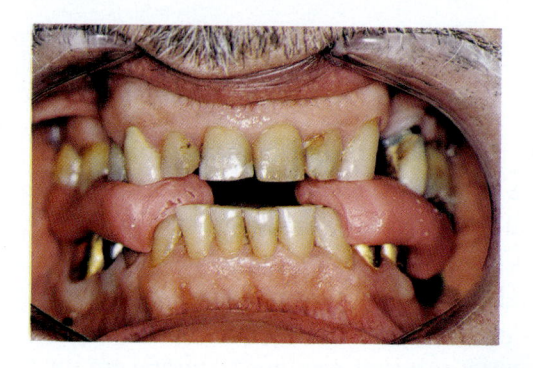

FIGURA 4.5 Registro da posição mandibular avançada permitindo afastar a região da base da língua posterior.

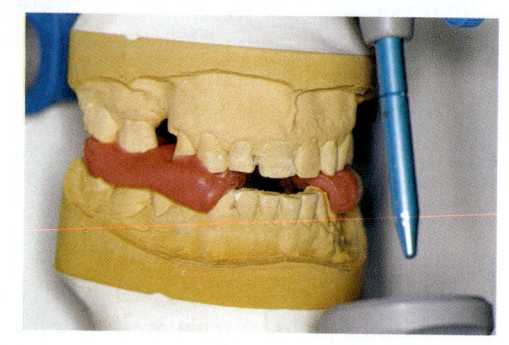

FIGURA 4.6 Transferência da posição registrada para o articulador.

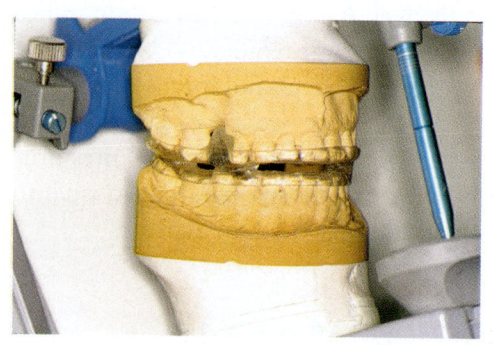

FIGURA 4.7 Reposicionador em articulador.

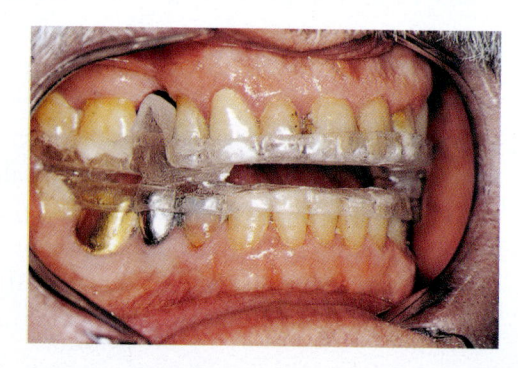

FIGURA 4.8 Reposicionador mandibular adaptado na boca.

inspiratório. O diagnóstico só pode ser validado por um exame polissonográfico realizado por especialistas do sono. Os reposicionadores são utilizados para tratar a síndrome da apnéia obstrutiva do sono, buscando agir nas posições da língua, da mandíbula ou do palato mole. Os reposicionadores constituem um tratamento alternativo às vias utilizadas para essa patologia: pressão positiva contínua (que é o tratamento escolhido) ou cirurgia. Os reposicionadores têm, portanto, seu lugar no arsenal terapêutico para os casos de SAOS, especialmente após insucesso ou recusa dos aparelhos de pressão positiva contínua. Por seu aspecto reversível e sua boa aceitação entre os pacientes, os reposicionadores tendem mesmo a constituir uma solicitação recorrente nos consultórios dentários.

Indicações e contra-indicações

O reposicionador deve ser usado após ser diagnosticado um caso de SAOS por um especialista do sono e também depois da opinião favorável do odontólogo ou do otorrinolaringologista. Esse aparelho destina-se a pacientes que apresentam uma boa situação odontológica (número suficiente de dentes e ausência de patologias de cárie ou periodontais) e sem disfunção temporomandibular. É contra-indicado em qualquer outra situação que não seja de SAOS.

Realização

Alguns autores privilegiam uma abordagem cefalométrica da determinação da posição mandibular na qual será realizado o reposicionador. Para Montout e colaboradores [85], "é o conforto do paciente que deve determinar a escolha da posição mandibular terapêutica". Para outras equipes, o reposicionamento mandibular perfeito deve ser escolhido em função da melhora da ventilação, constatada no laboratório do sono, em condições reais. O avanço da mandíbula é justificado pelo fato de que isso acarreta um espaçamento posterior da base da língua e aumenta o tônus dos músculos dilatadores da faringe. A propulsão pode ser de vários milímetros (chegando até 10 ou 12 mm, em certos casos), acompanhada por um afastamento interarcos na região molar que pode chegar também a 10 mm.

O paciente é levado a encontrar a posição desejada antes que ela seja registrada sobre roletes de cera Moyco®, colocados nos dentes cuspidados de cada lado da arcada. O conforto da posição registrada deve ser descrito pelo paciente.

Dois jogos de modelos de trabalho são necessários no laboratório. Um jogo de modelos é montado em articulador ou em oclusor com as ceras de registro; o outro serve para elaborar placas, uma maxilar e outra mandibular. Suas formas correspondem aos critérios descritos pelas placas de Ramfjord e Ash (conforme capítulo correspondente). Essas placas podem ser termoformadas ou obtidas por meios mais sofisticados, tendo-se atenção para que a retenção do dispositivo nos modelos seja efetiva. Assim, as placas são recolocadas nos modelos em articulador e reunidas por quatro junções de resina transparente, que darão rigidez ao conjunto, ou por um sistema de bielas que permitam adaptar o posicionamento mandibular às condições ideais registradas no laboratório do sono. O conjunto é cuidadosamente brunido e polido.

Uso do reposicionador

É importante que o paciente seja prevenido quanto ao grande volume do aparelho e ao desconforto transitório que ele poderá sentir. Deve-se, primeiro, controlar a precisão da adaptação do dispositivo sobre os dentes (Superiores e Inferiores) e eliminar os excessos, que causariam uma retenção muito grande. No caso das placas termoformadas, ao contrário, pode ser útil aumentar a retenção das placas, fechando-as nos espaços interdentários com uma espátula quente. Então, o paciente é convidado a fechar a boca na posição registrada para o reposicionador. Aconselha-se informar ao paciente que é preferível que ele coloque seu aparelho alguns minutos antes de se deitar e que uma secura bucal ao acordar será praticamente inevitável. Da mesma forma, em caso de sucesso terapêutico, o paciente deve ser informado que essa placa deverá ser regularmente ajustada.

É possível que, após as primeiras noites de uso do reposicionador, o paciente descreva tensões nos músculos mastigatórios se a propulsão imposta for muito grande. Esse desconforto deve, porém, ceder rapidamente, ou a posição escolhida na elaboração do aparelho deverá ser revista, reduzindo-se, dessa forma, a propulsão.

Estando o aparelho bem ajustado e aceito, o paciente deve voltar ao especialista que o havia indicado ao odontólogo. Os elementos objetivos das apnéias ou das hipopnéias devem ter sido tratados: desaparecimento ou redução significativa dos episódios de despertares e de hipercapnia. Esse também será o momento de confortar a equipe terapêutica, na qual o odontólogo desempenha um papel particularmente importante.

CONCLUSÃO

As órteses dentárias constituem o conjunto das placas, das placas de mordida e dos dispositivos de ponto central de apoio que são colocados entre as arcadas dentárias com um objetivo diagnóstico ou terapêutico.

Destacam-se as órteses, que têm um papel de recondicionamento neuromuscular. Os dispositivos anteriores, as placas de mordida, as placas lisas maxilares ou mandibulares, a placa evolutiva e os dispositivos de ponto central de apoio, graças ao relaxamento dos músculos mastigatórios, permitem a obtenção de uma diminuição dos sintomas dolorosos ou disfuncionais da esfera orofacial e, ao mesmo tempo, a determinação da posição mandibular de referência pelo estabelecimento do plano de tratamento. Esses aparelhos são caracterizados pelo fato de substituírem a endentação patogênica por uma zona de "contato não-viciante". Todas as placas de recondicionamento neuromuscular devem ser lisas e, na medida do possível, planas, pois são essas características que irão garantir seu sucesso.

Distingue-se um segundo conjunto de órteses, ao qual se recorre para eliminar as dores do deslocamento do disco com redução (placas de recaptura mandibular ou maxilar) ou sem redução (dispositivo posterior e placas de descompressão). Esses dispositivos são caracterizados por faces oclusais cuspidadas que guiam a posição mandibular para uma posição terapêutica: a conservação da situação articular adequada é o objetivo anunciado por essas órteses.

As placas de propulsão e de abaixamento mandibular respondem a um único objetivo: limitar as apnéias obstrutivas do sono.

Todos esses dispositivos estão, dessa forma, bem-codificados. Sua eficácia depende da escolha realizada em relação ao diagnóstico e ao projeto terapêutico. Entretanto, depende também da qualidade de sua realização no laboratório, da precisão de seu ajuste na boca e, evidentemente, do envolvimento do terapeuta nesse contexto.

Quando os mecanismos dolorosos disfuncionais que atingem o aparelho mastigatório são avaliados corretamente, o recurso sensato a este ou aquele dispositivo interoclusal permite responder, em geral, a cada situação clínica.

Seria um erro, no entanto, considerar as placas como instrumentos miraculosos em meio à gama terapêutica da odontoestomatologia.

As vantagens das órteses – que devem ser lembradas e frisadas – são incontestáveis:

– diminuição das dores orofaciais relacionadas a condições oclusais desfavoráveis;
– estabelecimento de uma harmonia funcional entre a oclusão e as posições das cabeças da mandíbula (cêntrica, suporte e guia);
– possibilidade de facilitar adaptações funcionais.

Isso torna-se ainda mais notável por ser uma intervenção por órtese transitória, reversível e não-invasiva. Por tais razões, a Academia Americana de Dor Orofacial recomenda a utilização das órteses desde o início do tratamento dos pacientes, bem antes de se recorrer aos medicamentos e *a fortiori* das intervenções dentárias ou cirúrgicas.

Todavia, não se deve assimilar a utilização desses dispositivos a um ato neutro, visto que são sabidas as implicações psicoafetivas relacionadas às intervenções sobre o aparelho mastigatório.

É no quadro de um tratamento global do paciente, considerado como uma pessoa e não como uma patologia, que as órteses dentárias surgem como alternativa para o diagnóstico e o tratamento das disfunções temporomandibulares ou para as técnicas realizadas pelas grandes restaurações oclusoprotéticas.

BIBLIOGRAFIA

[1] Abe K. **Parent-child similarity in some childhood behaviour characteristics.** Biological Psychiatry 1976; 11: 525.

[2] Abjean J, Bodin C. **Le mouvement condylien latéral. Enregistrement et transfert à partir du chemin de fermeture physiologique.** Rev OdontoStomatol 1989; 18 (2): 111-127.

[3] Albezreh J. **Recherche sur la reproductibilité de la relation myodéterminée.** Thèse 3e cycle, Sciences Odontologiques, Paris, 1982.

[4] Allen ME, Walter P, McKay C, Elmajian H. **Occlusal splints (MORA) *versus* placebos show no difference in strength in symptomatic subjects: double blind/cross over study.** Can J Applied Sport Sci 1984; 1: 148-152.

[5] Anderson GC, Schulte JK, Goodking RJ. **Comparative study of two treatment methods for internal derangements of TMJ.** J Prosthet Dent 1985; 53: 392-397.

[6] Bell WE. **Orofacial pains: differential diagnosis.** Chicago: Year Book Medical Publishers Inc., 1979.

[7] Berliner A. **Ligatures splints bite plane and pyramids.** Philadelphia: Lippincott ed., 1964.

[8] Blaustein DI, Scapino RP. **Remodelling of the TMD disk and posterior attachment in disk displacement specimens to glycosaminoglycan content.** J Plastic Reconstruct Surg 1986; 78: 756-784.

[9] Block LS. **Diagnosis and treatment of disturbances of the TMJ especially in relation to vertical dimension.** J Am Dent Assoc 1947; 34: 253-260.

[10] Bourgeois D, Berchet-Moguet H. **Évaluation du recours aux soins en matière de gouttière occlusale.** Info Dentaire 1990; 17: 1529-1535.

[11] Bricot B. **Place de l'appareil manducateur dans le système tonique postural.** Journées Internationales du CNO, Lyon, 1992.

[12] Carlsson G, Ingervall B, Kokak G. **Effect of increasing vertical dimension on the masticatory system in subjects with natural teeth.** J Prosthet Dent 1979; 41: 384-389.

[13] Celenza F. **Théorie et clinique des positions centrées.** Rev Int Parodont Dent Rest 1984; 6: 63-86.

[14] Chrestian J, Dejou J. **La gouttière occlusale.** Cah Prothèse 1981; 33: 123-139.

[15] Christensen J. **Effect of occlusion raising procedures on the chewing system.** Dent Pract 1970; 20: 233-238.

[16] Christensen LV. **Effects of an occlusal splint on integrated EMG of masseter muscle in experimental tooth clenching in man.** J Oral Rehabil 1980; 7: 281.

[17] Chung SC, Kim HS. **The effect of the stabilization splint on the TMJ closed lock.** J Craniomandib Pract 1993; 11 (2): 95-101.

[18] Clark GT, Beemsterboer P, Solberg W, Rugh J. **Nocturnal EMG evaluation of myofacial pain syndrome in patients undergoing splint therapy.** J Am Dent Assoc 1979; 99: 607-611.
[19] Clark GT. **A critical evaluation of orthopaedic interocclusal appliance therapy: design, theory, and overall effectiveness.** J Am Dent Assoc 1984, 108: 359-364.
[20] Clark GT. **A critical evaluation of orthopaedic interocclusal appliance therapy: effectiveness for specific symptoms.** J Am Dent Assoc 1984; 108: 364-368.
[21] Clark GT. **The TMJ repositioning appliance.** J Craniomandib Pract 1986; 4 (1): 38-46.
[22] Clark GT. **Interocclusal appliance therapy.** *In:* Mohl ND, Zarb GA, Carlsson GE, Rugh JD, eds. Textbook of occlusion. Chicago: Quintessence ed., 1988.
[23] Clark GT, Lanham F, Flack VF. **Treatment outcome results for consecutive TMJ clinic patients.** J Craniomandib Dis 1988; 2: 87-95.
[24] Clauzade MA, Daraillans B. **Concept ostéopathique de l'occlusion.** Perpignan: SEOO éd., 1989.
[25] Costen JB. **A syndrome of ear and sinus symptoms dependant upon disturbed function of the TMJ.** Ann Otol Rhinol Laryngol 1934; 43: 1-15.
[26] Dabadie M, Jaquemond D, Louis JP. **Préparation neuromusculaire et neuroarticulaire chez l'édenté total.** Cah Prothèse 1986; 56: 101-121.
[27] Dahlstrom L, Haraldson T, Janson T. **Comparative EMG study of bite plates and stabilization splints.** Scand J Dent Res 1985; 93: 262-268.
[28] Dao TT, Lavigne GJ, Charbonneau A, Feine JS, Lund JP. **The efficacy of oral splints in the treatment of myofacial pain of the jaw muscles: a controlled clinical trial.** Pain 1994; 56: 85-94.
[29] Dawson PE. **Position optimale du condyle de l'ATM en pratique clinique.** Rev Int Parodont Dent Rest 1985; 3: 11-31.
[30] Dawson PE. **L'occlusion clinique.** Paris: CdP éd., 1992.
[31] Dolwick MF. **Diagnosis and treatment of internal derangements of TMJ.** Dent Clin North Am 1983; 27 (3): 561-572.
[32] Dos Santos J, Derijk WG. **Occlusal contacts: vectorial analysis of forces transmitted to TMJ and teeth.** J Craniomandib Pract 1993; 11 (2): 118-125.
[33] Dupas PH. **Diagnostic et traitement des dysfonctions craniomandibulaires.** Paris: CdP éd., 1993.
[34] Dworkin SF, Leresche L. **Research diagnostic criteria for TMD: review, criteria, examinations and specifications, critique.** J Craniomandib Dis 1992; 6: 301-355.
[35] Farrar WB. **Differentiation of TMJ dysfunction to simplify treatment.** J Prosthet Dent 1972; 28: 629-636.
[36] Farrar WB. **Characteristics of the condylar path in internal derangement of the TMJ.** J Prosthet Dent 1978; 39: 319-324.
[37] Farrar WB. **Perturbation du ménisque articulaire et occlusion dentaire.** Rev Int Parodont Dent Rest 1985; 5: 35-47.

[38]   Farrar WB, McCarthy W. **Inferior joint space arthrography and characteristics of condylar paths in internal derangements of the TMJ.** J Prosthet Dent 1979; 41 (5): 548-555.
[39]   Gausch K, Kulmer S. **The role of retro-disclusion in the treatment of the TMJ patient.** J Oral Rehabil 1977; 4: 29-32.
[40]   Gelb H. **Clinical management of head, neck and TMJ pain dysfunction.** Philadelphia: WB Saunders, 1977.
[41]   Gerber A. **Technique de l'enregistrement de l'occlusion pour la prothèse et le diagnostic et la thérapie de l'occlusion.** Zurich: Condylator Service, 1970.
[42]   Gibbs CH, Lundeen HC. **Jaw movements and forces during chewing and swallowing and their clinical significance.** *In:* Advances in occlusion. Boston: John Wright, 1982.
[43]   Gola R, Cheynet F, Guyot L, Richard O. **Dysfonction de l'appareil manducateur et obstruction nasale.** Info Dentaire 2002; 39: 2973-2981.
[44]   Goldspink G. **The adaptation of muscle to a new functional length.** *In:* Anderson DJ, Mattews B, eds. Mastication. Bristol: J Wright and Sons ed., 1976.
[45]   Graber TM. **Troubles de l'ATM et parodonte.** Rev Int Parodont Dent Rest 1984; 6: 8-39.
[46]   Graham GS, Rugh JD. **Maxillary splint occlusal guidance patterns and EMG activity of jaw closing muscles.** J Prosthet Dent 1988; 59 (1): 73-77.
[47]   Gray RJ, Davies SJ, Quayle AA. **A comparison of two splints in the treatment of TMJ pain dysfunction syndrome.** Br Dent J 1991; 170: 55-58.
[48]   Greene CS, Laskin DM. **Splint therapy for the myofacial pain dysfunction syndrome: a comparative study.** J Am Dent Assoc 1974; 89: 1365-1368.
[49]   Greene CS, Laskin DM. **Long term status of TMJ clicking patients with myofacial pain and dysfunction.** J Am Dent Assoc 1988; 117: 461-465.
[50]   Hamada T, Kotani H, Kawazoe Y, Yamada S. **Effect of occlusal splints on the EMG activity of masseter and temporal muscles on bruxism with clinical symptoms.** J Oral Rehabil 1982; 9: 119-123.
[51]   Hawley CA. **Removable retainer.** J Orthodont Oral Surg 1919; 5: 291-298.
[52]   Hiimae KM. **Mammalian mastication.** *In:* Butler PM, Josey KA, eds. Development, function and evolution of teeth. Academic Press, 1978: 359-398.
[53]   Holmgren K, Sheikoleslam A, Riise C. **Effect of full arch maxillary occlusal splint on parafunctional activity during sleep in patient with nocturnal bruxism and signs and symptoms of CMD.** J Prosthet Dent 1993; 69 (3): 293-297.
[54]   Humsi AN, Naeije M, Hippe JA, Hansson TL. **The immediate effects of a stabilization splint on the muscular symmetry in the masseter and anterior temporal muscles of a patient with a CMD.** J Prosthet Dent 1989; 62 (3): 339-343.
[55]   Ito T, Gibbs CH, Marguelles-Bonnet R. **Loading on the TMJ with five occlusal conditions.** J Prosthet Dent 1986; 56: 478-483.
[56]   Jankelson B. **Neuromuscular aspects of occlusion.** Dent Clin North Am 1979; 23: 157-168.

[57] Jeanmonod A. **Les dysfonctions en rapport avec le surplomb incisif chez l'adulte, prévention et traitement.** Rev OdontoStomatol 1977; 6 (6): 519-523.
[58] Jeanmonod A. **Occlusodontologie. Applications cliniques.** Paris: CdP éd., 1988.
[59] Jeanmonod A. **Le plan de morsure rétro-incisif.** Cah Prothèse 1982; 37: 91-105.
[60] Kantor M, Silverman S, Garfinkel L. **Centric relation recording techniques.** A comparative investigation. Proth Dent 1972; 28: 593-600.
[61] Karolyi M. **Beobachtungen über Pyorrhea Alveolaris.** Vierteljahrsschr Zahnheilk 1901; 17: 259.
[62] Kawazoe Y, Kotani H, Hamada T, Yamada S. **Effect of occlusal splints on EMG activities of masseter muscles during maximum clenching in patient with MFP syndrome.** J Prosthet Dent 1980; 43: 578-580.
[63] Kirveskari P. Congrès EACD, Hambourg, 1994.
[64] Krogh-Poulsen W. **Management of the occlusion of teeth.** *In:* Schwartz LL, Chayes CM, eds. Facial pain and mandibular dysfunction. Philadelphia: WB Saunders ed., 1968.
[65] Langer B. **The immediate palatal plate.** J Prosthet Dent 1975; 34: 422-427.
[66] Lauret JF. **Étude expérimentale de la phase initiale de la diduction mandibulaire.** Thèse université, Nantes, 1988.
[67] Lauret JF, Legall M. **La mastication, une réalité oubliée par l'occlusodontologie?** Cah Prothèse 1994; 85: 30-46.
[68] Le Guern JY. **Étude expérimentale de la répétitivité des contacts occlusaux sur le chemin de fermeture.** Thèse 3e cycle en Sciences Odontologiques, Nantes, 1987.
[69] Lieb MN. **Oral orthopaedics.** *In:* Gelb H, ed. Clinical management of head neck and TMJ pain and dysfunction. Philadelphia: WB Saunders ed., 1977.
[70] Liger F. **Coïncidence ou non-coïncidence de l'axe charnière et de la relation centrée.** Thèse 3e cycle en Sciences Odontologiques, Paris, 1982.
[71] Lindblom G. **On the anatomy and function of the TMJ.** Stockholm: Fahlerantz Bocktryckeri, 1960.
[72] Lucia NO. **A technique for recording: centric relation.** J Prosthet Dent 1964; 14: 492-498.
[73] Lund JP, Clavelou P. **Rapports entre les fonctions musculaires et la douleur myofaciale dans le dysfonctionnement temporomandibulaire et certains syndromes apparentés.** Réalités Cliniques 1994; 5 (2): 187-198.
[74] Lund JP, Lavigne GJ, Dubner R, Sessle BJ. **Orofacial pain. From basic science to clinical management.** Chicago: Quintessence ed., 2001.
[75] Lundh H, Westesson PL, Kopp S, Tillstrom B. **Anterior repositioning splint in the treatment of TMJ with reciprocal clicking: comparison with a flat occlusal splint and an untreated control group.** Oral Surg Oral Med Oral Pathol 1985; 60 (2): 131-136.

[76] McCarty W. **Diagnosis and treatment of articular disk and mandibular condyle.** *In:* Solberg WK, Clarck GT, eds. TMJ problems. Chicago: Quintessence ed., 1980.
[77] McNeill C. Temporomandibular disorders. **Guidelines for classification, assessment and management.** Chicago: Quintessence ed., 1993.
[78] McNeill C. Congrès EACD. Hambourg, 1994.
[79] Magnusson T, Carlsson GE. **Treatment of patients with functional disturbances in the masticatory system.** Swed Dent J 1980; 4: 145-153.
[80] Manns A, Miralles R, Guerrero F. **The changes in electrical activity of the postural muscles of the mandible upon varying the vertical dimension.** J Prosthet Dent 1981; 45: 438-445.
[81] Manns A, Miralles R, Valvidia J, Santander H. **Influence of occlusal splint adjusted to different vertical dimensions on EMG activity, during maximum clenching in patients with MPD syndrome.** IRCS Med Sci 1981; 9: 848-849.
[82] Manns A, Miralles R, Santander H, Valdivia J. **Influence of the vertical dimension in the treatment of myofacial pain dysfunction syndrome.** J Prosthet Dent 1983; 50: 700-709.
[83] Manns A, Miralles R, Cumsille F. **Influence of the vertical dimension on masseter muscle EMG activity in patients with TMD.** J Prosthet Dent 1985; 53: 243-247.
[84] Mantout B, Philip-Joet F, Cheynet F, Zattara H. **Odontologie et apnées du sommeil.** Synergie Proth 2000; 2 (1): 43-52.
[85] Mantout B, Cheynet F, Chossegros C. **Odontologie et apnées du sommeil. Réalisation d'une orthèse de propulsion et d'abaissement mandibulaire.** Synergie Proth 2000; 2 (3): 193-200.
[86] Marguelles-Bonnet R, Yung JP. **Pratique de l'analyse occlusale et de l'équilibration.** Paris: CdP éd., 1984.
[87] Meyer J. **Participation des afférences trigéminales dans la régulation tonique posturale orthostatique.** Thèse 3e cycle en Sciences Odontologiques, Paris, 1977.
[88] Mikami DB. **A review of psychogenic aspects and treatment of bruxism.** J Prosthet Dent 1777; 37: 411-417.
[89] Miller GM, Kreuzer DW. **La plaque de Hawley modifiée.** Rev Int Parodontol Dent Rest 1981; 6: 9-21 et 1982; 1: 29-46.
[90] Milliner EK. **The psychological understanding of facial and oral pain.** J Craniomandib Dis Facial Oral Pain 1989; 3: 59.
[91] Miralles R, Zunino P, Santander H, Manns A. **Influence of occlusal splints on bilateral anteriotemporal EMG activity during swallowing of saliva in patients with CMD.** J Craniomandib Pract 1991; 9: 129-136.
[92] Miralles R, Mendoza C, Santander H, Zuniga C, Moya H. **Influence of stabilization occlusal splints on sternocleidomastoid and masseter EMG activity.** J Craniomandib Pract 1992; 10 (4): 297-304.

[93] Mohl ND, Zarb GA, Carlsson GE, Rugh JD. **A textbook of occlusion.** Chicago: Quintessence ed., 1988.
[94] Mohl ND, Orbach R. **The dilemma of scientific knowledge *versus* clinical management of TMD.** J Prosthet Dent 1992; 67 (1): 113-120.
[95] Moller E. **Action of the muscles of mastication.** *In:* Kawamura Y, ed. Frontiers of oral physiology. Basel: Karger ed., 1974: 121-158.
[96] Moloney F, Howard JA. **Internal derangements of TMJ. Anterior repositioning splint therapy.** Aust Dent J 1986; 31: 30-39.
[97] Mongini F. **Dysfonctions de l'appareil stomatognatique.** Comptes rendus du CNO, Reims, 1986.
[98] Murakami K, Kaneshita S, Kanoh C, Yamamura I. **Ten-year outcome of non-surgical treatment for internal derangement of the TMJ with closed lock.** Oral Surg Oral Med Oral Pathol 2002; 94: 572-575.
[99] Nevarro E, Barghi N, Rey R. **Clinical evaluation of maxillary hard and resilient occlusal splints.** J Dent Res 1985; 64 (special issue): 313 [abstract nº 1246].
[100] Ogus HD, Toller PA. **L'articulation temporomandibulaire.** Paris: Masson éd., 1984.
[101] Okeson JP, Kemper JT, Moody PA. **Study of the use of occlusion splints in the treatment of acute and chronic patients with CMD.** J Prosthet Dent 1982; 48 (6): 708-712.
[102] Okeson JP. **The effects of hard and soft occlusal splints on nocturnal bruxism.** J Am Dent Assoc 1987; 114: 788-791.
[103] Okeson JP. **Long term treatment of disk interference disorders of the TMJ with anterior repositioning splints.** J Prosthet Dent 1988; 60: 611-616.
[104] Okeson JP. **Orofacial pain. Guidelines for assessment, diagnosis and management.** Chicago: Quintessence ed., 1996.
[105] Olkinuora M. **Psychosocial aspects in a series of bruxists compared with a group of non bruxists.** Proceedings of the Finnish dental society, 1972; 68: 200.
[106] Orenstein ES. **Anterior repositioning appliances when used for anterior disk displacement with reduction. A critical review.** J Craniomandib Pract 1993; 11 (2): 141-145.
[107] Orthlieb JD, Gola R, Dufresne JB. **Les gouttières occlusales.** Cah Prothèse 1994; 87: 45-57.
[108] Orthlieb JD, Laplanche O, Preckel EB. **La fonction occlusale et ses dysfonctionnements.** Réalités Cliniques 1996; 2: 131-146.
[109] Orthlieb JD, Brocard D, Schittly J, Maniere-Ezvan A. **Occlusodontie pratique.** Paris: CdP éd., 2000.
[110] Pastant A. **Prothèse complète sur articulateur complètement adaptable Denar.** Cah Prothèse 1983; 42: 45-68.
[111] Pertes RA. **Updating the mandibular orthopaedic repositioning appliance.** J Craniomandib Pract 1987; 5: 351-356.
[112] Pertes RA, Attanasio R, Cinotti WR, Balbo M. **Occlusal splint therapy in MPD and internal derangements of the TMJ.** Clin Preventive Dent 1989; 11: 26-32.

[113] Posselt U. **Physiology of occlusion and rehabilitation.** Philadelphia: FA Davis Co. ed., 1968.
[114] Pullinger AG, Seligman DA. **Overbite and overjet characteristics of refined diagnostic groups of temporomandibular disorders patients.** Am J Orthod Dentofac Orthop 1991; 100: 401-415.
[115] Pullinger AG, Seligman DA. **The degree to witch attrition characterizes differentiated patient groups of temporomandibular disorders.** J Orofacial Pain 1993; 7 (2): 196-208.
[116] Ramfjord SP, Ash MM. **Occlusion.** Paris: Julien Prélat éd., 1975.
[117] Ramfjord SP, Blankenship JR. **Increased occlusal vertical dimension in adult monkeys.** J Prosthet Dent 1981; 45: 74-83.
[118] Rees LA. **The structure and function of the mandible joint.** Br Dent J 1954; 96: 125-133.
[119] Root GR, Kraus S, Razook SI. **Effect of an intra oral splint on head and neck posture.** J Prosthet Dent 1987; 58: 90-95.
[120] Rozencweig D. **Les plaques de libérations occlusales.** Info Dentaire 1980; 62 (33): 2877-2891.
[121] Rozencweig D. **Laxité ligamentaire et dysfonctions intracapsulaires de l'ATM.** Info Dentaire 1991; 26: 2157-2163.
[122] Rozencweig D. **Algies et dysfonctionnements de l'appareil manducateur.** Paris: CdP éd., 1994.
[123] Rugh JD, Solberg WK. **EMG studies of bruxism behaviour before and after treatment.** J Calif Dent Assoc 1975; 3: 56.
[124] Rugh JD. **Le bruxisme. Étiologie, diagnostic et traitement.** Cours SFP/CNO, Paris, 1994.
[125] Sears VH. **Occlusal pivots.** J Prosthet Dent 1956; 6: 332-338.
[126] Seligman DA, Pullinger AG. **Association of occlusal variables among refined TM patient diagnostic groups.** J Craniomandib Dis 1989; 3: 227-236.
[127] Seligman DA, Pullinger AG. **The role of functional occlusal relationships in TM disorders: a review.** J Craniomandib Dis 1991; 5: 265-279.
[128] Seligman DA. Congrès EACD, Hambourg, 1994.
[129] Serfaty V. **L'utilisation des différentes plaques d'occlusion dans le traitement de la DCM.** Journées du CNO, Marseille, 1987.
[130] Sheikholeslam A, Riise C. **Influence of experimental interfering occlusal contacts control of the activity of the anterior temporal and masseter.** J Oral Rehabil 1983; 10: 207-214.
[131] Sheikholeslam A, Holmgren K, Riise C. **A clinical and EMG study of the long-term effects of an occlusal splint on the temporal and masseter muscles in patients with functional disorders and nocturnal bruxism.** J Oral Rehabil 1986; 13: 137-145.
[132] Sheikholeslam A, Holmgren K, Riise C. **Therapeutic effects of the plane occlusal splint on signs and symptoms of CMD in patients with nocturnal bruxism.** J Oral Rehabil 1993; 20: 473-482.

[133] Shillingburg HT, Hobos-Whitsett L. **Bases fondamentales de prothèses fixées.** Paris: CdP éd., 1982.
[134] Shore NA. **Occlusal equilibration and TMJ dysfunction.** Philadelphia: Saunders ed., 1964.
[135] Shore NA. **A mandibular autorepositioning appliance.** J Am Dent Assoc 1967; 75: 908-911.
[136] Shulman J. **Bite modification appliance-plates, planes and pivots.** Virginia Dent J 1972; 49: 27-30.
[137] Slavicek R. **La stabilisation occlusale définitive.** Convergences Odontol 1989; 6: 15-56.
[138] Slavicek R. Congrès EACD, Hambourg, 1994.
[139] Solberg W, Clark GT, Rugh J. **Nocturnal EMG evaluation of bruxism patients undergoing short-term splint therapy.** J Oral Rehabil 1975; 2: 215-223.
[140] Stohler CS. **Management of persistent orofacial pain.** *In:* Lund JP, *et al.*, eds. Orofacial pain. Chicago: Quintessence ed., 2001: 193-209.
[141] Sved A. **Changing the occlusal level and a new method for retention.** Am Dent Orthodont Oral Surg 1944; 30: 527-535.
[142] Turk DC, Zaki HS, Rudy TE. **Effects of intraoral appliance and biofeedback/ stress management alone and in combination in treating pain and depression in patients with TMD.** J Prosthet Dent 1993; 70 (2): 158-164.
[143] Urbanowicz M. **Alteration of vertical dimension and its effect on neck and head posture.** J Craniomandib Pract 1991; 9: 174-179.
[144] Unger F. **Vérification de la reproductibilité de la relation myocentrée par l'utilisation du plan de morsure de Jeanmonod.** Thèse 3e cycle en Sciences Odontologiques, Paris, 1982.
[145] Unger F, Unger J, Hoornaert A. **Les dispositifs interocclusaux.** Les étapes de laboratoire (1re, 2e et 3e parties). Art Tech Dent 1992; 3: 221-228 et 311-319 et 1993; 4: 3-11.
[146] Unger F, Unger J, Hoornaert A, Mainetti JL. **Les gouttières de repositionnement.** Cah Prothèse 1993; 84: 52-65.
[147] Unger F, Hoornaert A, Unger S, Vol S, Tichet J. **Prevalence of temporomandibular disorders and treatment needs in French population.** Communication orale IADR, San Francisco, 1996.
[148] Unger F. **Rôle des gouttières occlusales dans la prise en charge des DTM.** Info Dentaire 2002; 16: 1051-1058.
[149] Valentin CM. **L'examen clinique des ATM et méthodologie de l'examen clinique.** Comptes rendus du CNO, Marseille, 1987.
[150] Valentin CM, Morin F, Dowek D. **Les désordres fonctionnels de l'appareil manducateur.** J Parodontol 1988; 7 (3): 323-331.
[151] Valentin CM. **À propos d'un cas de désordres algiques et fonctionnels de l'appareil manducateur, quelle est la bonne école?** Rev Orthop Dento Faciale 1993; 27: 415-430.

[152] Valentin CM. **Interrelations psychiques et organiques et désordres fonctionnels de l'appareil manducateur.** Réalités Cliniques 1994; 5 (2): 209-220.
[153] Valentin CM, Dowek D, Fleiter B. **Pertinence de l'examen clinique dans les désordres temporomandibulaires.** Réalités Cliniques 1996; 2: 177-196.
[154] Weinberg LA. **Posterior bilateral condylar displacement: its diagnosis and treatment.** J Prosthet Dent 1976; 36 (4): 426-440.
[155] Weinberg LA. **Posterior unilateral condylar displacement: its diagnosis and treatment.** J Prosthet Dent 1977; 37 (5): 559-569.
[156] Weinberg LA. **Position optimale du condyle de l'ATM en pratique clinique.** Rev Int Parodontol Dent Rest 1985; 1: 11-27.
[157] Williamson EH, Lundquist DO. **Anterior guidance: its effect on EMG activity of the temporal and masseter muscles.** J Prosthet Dent 1983; 49: 816-823.
[158] Williamson EH, Navarro EZ, Zwemer JD. **A comparison of EMG activity between anterior repositioning splint therapy and a centric relation splint.** J Craniomandib Pract 1993; 11 (3): 178-183.
[159] Woda A. **Physiopathologie des myalgies.** 9es Journées internationales du CNO, Lyon 1992.
[160] Wood WW, Tobias DL. **EMG response to alteration of tooth contacts on occlusal splints during maximal clenching.** J Prosthet Dent 1984; 51 (3): 394-396.

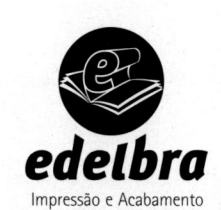

edelbra
Impressão e Acabamento
E-mail: edelbra@edelbra.com.br
Fone/Fax: (54) 520-5000
IMPRESSO EM SISTEMA CTP